AF865316

LA COUVERTURE MALADIE UNIVERSELLE EN CÔTE D'IVOIRE

Solidarité, Équité et Égalité dans la Santé

Mohamed D. KOUYATÉ

LA COUVERTURE MALADIE UNIVERSELLE EN CÔTE D'IVOIRE

Solidarité, Équité et Égalité dans la Santé

L'Harmattan
Côte d'Ivoire

Du même auteur chez L'Harmattan

Le budget de l'État ivoirien. Financer le développement, 2015

La gestion budgétaire de l'hôpital public en Côte d'Ivoire, 2013

Pour une assurance maladie universelle en Côte d'Ivoire. Réformer le système de tarification, 2012

L'hôpital public dans le système sanitaire ivoirien, 2012

©L'HARMATTAN, 2026

5-7, rue de l'École-Polytechnique ; 75005 Paris

www.editions-harmattan.fr

ISBN : 978-2-336-63605-4

EAN : 9782336636054

AVANT-PROPOS

Genèse du projet

Ce livre paraît à un moment charnière de l'histoire sanitaire et sociale de la Côte d'Ivoire. Après une décennie d'efforts soutenus, la Couverture Maladie Universelle (CMU) est désormais une réalité tangible pour des millions d'Ivoiriens. En décembre 2024, plus de 22,7 millions de personnes sont enrôlées au système. Cette généralisation effective de la mesure marque l'aboutissement d'une vision politique audacieuse : celle d'un système de santé où l'accès aux soins n'est plus un privilège réservé à une minorité, mais un droit garanti à tous.

La genèse de cet ouvrage s'inscrit dans cette dynamique de consolidation. Alors que la CMU entre dans sa phase de maturité opérationnelle, il est devenu impératif de documenter rigoureusement les fondements, l'architecture et les mécanismes de ce système. L'année 2019 a constitué le point de départ opérationnel avec le début des prélèvements de cotisations et la prise en charge effective des soins. Depuis lors, le taux d'utilisation des services CMU a été multiplié par trois, passant de 9% en 2023 à 24% en mai 2025, avec une progression encore plus marquée en milieu rural.

Cette trajectoire ascendante n'est pas le fruit du hasard. Elle procède d'une rupture paradigmatique majeure : le passage d'un modèle où 51% des dépenses totales de santé étaient supportées directement par les ménages (données OMS 2013) à un système de mutualisation des risques fondé sur la solidarité nationale. En 2013, avant l'instauration de la CMU, 2,4% des ménages ivoiriens faisaient face à des dépenses catastrophiques de santé au seuil de 10%. Cette charge financière insupportable poussait des familles entières dans la pauvreté dès lors qu'un membre tombait malade.

C'est précisément pour briser ce cercle vicieux que la Loi n°2014-131 du 24 mars 2014 a institué la Couverture Maladie Universelle en Côte d'Ivoire. Cette loi fondatrice pose le principe d'un système obligatoire de couverture du risque maladie au profit de toutes les populations résidant en Côte d'Ivoire. Dix ans après son adoption, il est temps de dresser un état des lieux technique et institutionnel de cette réforme structurante.

Ambition pédagogique

Cet ouvrage a été conçu comme un référentiel technique unifié destiné à l'ensemble des acteurs du système de santé ivoirien. Son ambition pédagogique est triple.

Premièrement, il s'agit de fournir aux décideurs et administrateurs – cadres de l'Institution de Prévoyance Sociale-Caisse Nationale d'Assurance Maladie (IPS-CNAM), responsables des ministères de tutelle, partenaires au développement – une maîtrise approfondie des mécanismes de financement et de l'architecture institutionnelle de la CMU. Dans un système aussi complexe, où interagissent multiples acteurs (Organismes Gestionnaires Délégués pour les cotisations et les prestations, prestataires de soins publics et privés, collectivités territoriales), la compréhension fine des flux financiers, des circuits de décision et des leviers de régulation est indispensable.

Deuxièmement, l'ouvrage vise à éclairer les acteurs de terrain – gestionnaires d'établissements de santé, organisations non gouvernementales, travailleurs sociaux – sur les critères d'éligibilité, les modalités pratiques du parcours de soins coordonné, et les relations contractuelles avec l'IPS-CNAM. Plus de 3 000 établissements sanitaires publics et 1 200 pharmacies privées appliquent aujourd'hui la CMU. Pour que cette masse critique de prestataires conventionnés délivre des services de qualité dans le respect des tarifs négociés, une appropriation rigoureuse des règles du jeu est nécessaire.

Troisièmement, l'ambition est de proposer aux chercheurs, étudiants et analystes en économie de la santé, droit public et sociologie, une base documentaire solide pour leurs travaux. L'expérience ivoirienne de construction d'un système hybride – combinant un régime contributif (Régime Général de Base) inspiré du modèle bismarckien et un régime non contributif (Régime d'Assistance Médicale) inspiré du modèle beveridgien – mérite d'être étudiée, comparée aux expériences d'autres pays africains (Ghana, Rwanda, Sénégal), et analysée dans sa spécificité.

Cette triple exigence impose un équilibre délicat : produire un contenu techniquement pointu sans sombrer dans l'hermétisme, vulgariser sans simplifier à l'excès, documenter sans se limiter à une compilation de données. L'ouvrage se veut à la fois manuel de référence et outil de formation, guide opérationnel et support de réflexion stratégique.

Méthodologie

La rigueur méthodologique constitue le socle de cet ouvrage. Trois principes ont guidé son élaboration.

Le premier principe est celui de la primauté des sources officielles. L'ensemble des développements s'appuie sur les textes juridiques fondateurs : la Loi n°2014-131 du 24 mars 2014 instituant la CMU, le Décret n°2014-395 du 25 juin 2014 portant création de l'IPS-CNAM, le Décret n°2017-149 du 1er mars 2017 fixant le panier de soins, le Décret n°2023-141 du 1er mars 2023 modifiant le délai de carence, ainsi que l'Arrêté interministériel n°003/MSHP/MEPS du 4 janvier 2019 fixant les tarifs des actes de santé applicables aux assurés de la CMU. Ces textes définissent le cadre juridique, les règles d'éligibilité, les modalités de financement et les obligations des différentes parties prenantes.

À ces textes de loi s'ajoutent les rapports institutionnels produits par l'IPS-CNAM, le Ministère de la Santé, de l'Hygiène Publique et de la Couverture Maladie Universelle (MSHPCMU), le Ministère de l'Emploi et de la Protection Sociale (MEPS), ainsi que les données statistiques collectées par l'Office National de l'État Civil et de l'Identification (ONECI) dans le cadre du Registre National des Personnes Physiques (RNPP). Les chiffres cités – 17 millions d'enrôlés, 170 pathologies couvertes, 964 spécialités médicamenteuses, taux d'utilisation de 24% en mai 2025 – proviennent de ces sources primaires vérifiables.

Le deuxième principe est celui de l'approche opérationnelle. Cet ouvrage ne se limite pas à décrire les mécanismes théoriques de la CMU. Il analyse leur mise en œuvre concrète, identifie les difficultés rencontrées sur le terrain et documente les innovations adoptées pour les surmonter. Pourquoi, sur 15 millions d'enrôlés, seulement 500 000 assurés ont-ils effectivement utilisé les services de la CMU en 2024 ? Quels sont les freins à l'activation effective des droits ? Comment expliquer que moins de 2 millions d'assurés soient à jour de cotisation ? Ces questions pratiques, loin d'être anecdotiques, révèlent les défis structurels auxquels se heurte tout système de couverture universelle dans un contexte où 93,6% des emplois relèvent du secteur informel.

L'approche opérationnelle implique également de documenter les stratégies de déploiement territorial. Le programme de construction et de modernisation de 348 Établissements Sanitaires de Premier Contact (ESPC), mené avec l'appui de Mitrelli Healthcare et de la coopération japonaise (JICA), vise à garantir que chaque Ivoirien vive à moins de 5 km d'un centre médical. Cette ambition d'accessibilité géographique, couplée à l'accessibilité financière (ticket modérateur de 30% pour le Régime Général de Base, gratuité totale pour les indigents du Régime d'Assistance Médicale), définit les contours d'une politique de santé véritablement inclusive.

Le troisième principe est celui de la contextualisation. La CMU ivoirienne ne peut être comprise hors du contexte socioéconomique qui a présidé à sa conception. L'économie informelle représente entre 30% et 40% du PIB et emploie la quasi-totalité de la population active. Seulement 6,1% des emplois sont formels. Avant 2019, moins de 5% de la population était assurée.

Cette situation de précarité sanitaire structurelle, aggravée par les troubles socio-politiques de la décennie 2002-2011, rendait impossible l'application d'un modèle purement bismarckien basé sur les cotisations salariales prélevées à la source. D'où le choix d'un système hybride, combinant prélèvement obligatoire pour le secteur formel et cotisation volontaire pour le secteur informel (1 000 FCFA par mois et par personne), tout en instaurant un filet de protection sociale pour les plus démunis financé par les subventions de l'État (85%) et les contributions des collectivités territoriales (15%).

Structure de l'ouvrage

L'ouvrage est structuré en deux grandes parties précédées d'une introduction générale et suivies d'une conclusion prospective.

L'Introduction Générale replace la CMU ivoirienne dans l'histoire mondiale du financement de la santé. Elle retrace l'évolution des grands mouvements de protection sociale, de l'Allemagne bismarckienne de 1883 au Royaume-Uni beveridgien de 1942, pour montrer comment la Côte d'Ivoire s'inscrit dans cette généalogie tout en forgeant un modèle adapté à ses contraintes spécifiques. Elle pose la problématique centrale : comment construire un système de santé solidaire et pérenne dans un contexte économique marqué par la prédominance du secteur informel et la précarité sanitaire ?

La Partie I, intitulée « Contexte et Défis du Financement de la Santé en Côte d'Ivoire », établit le diagnostic qui a rendu nécessaire la réforme. Le Chapitre 1 analyse le contexte de santé, de gestion et les insuffisances des modèles en vigueur avant 2014 : barrières à l'accès aux soins, exclusion de la majorité de la population, échec des solutions fragmentées (assurances privées élitistes, mutuelles communautaires à faible mutualisation des risques), pièges de la tarification actuelle. Le Chapitre 2 présente les réponses majeures à la problématique du financement : analyse comparée des modèles bismarckien et beveridgien, aperçu des modalités de financement technique (paiement à l'acte, capitation, tiers-payant, ticket modérateur), identification des acteurs du financement (État, ménages, assurances privées, ONG, partenaires au développement).

La Partie II, intitulée « Ambitions, Architecture et Gouvernance de la CMU », décrit le système dans sa configuration actuelle. Le Chapitre 3 expose les valeurs cardinales (Solidarité, Équité, Égalité) et l'objectif de justice sociale qui sous-tend la réforme. Le Chapitre 4 détaille l'écosystème institutionnel au plan national (IPS-CNAM, ministères de tutelle, partenaires techniques) et au plan local (stratégie de déploiement territorial, agences et guichets d'accueil). Le Chapitre 5 précise les modalités d'éligibilité (Régime Général de Base pour le secteur formel et les travailleurs indépendants, Régime d'Assistance Médicale pour les indigents), le socle technologique (enrôlement biométrique, Numéro National d'Identification), et l'offre de soins (panier de soins, réseau de prestataires conventionnés, relations contractuelles). Le Chapitre 6, consacré à l'ingénierie financière et actuarielle, aborde les mécanismes de mobilisation des ressources (cotisations sociales, taxes affectées, subventions de l'État) et la maîtrise des risques (équilibre financier à long terme, lutte contre la fraude, contrôle de l'évolution des dépenses).

La Conclusion et Prospective dresse un bilan d'étape à partir des indicateurs de performance actuels (taux de pénétration, taux d'utilisation) et identifie les défis futurs : pérennité du financement, extension au secteur informel (agricole et marchand), renforcement de la qualité de l'offre de soins, amélioration du taux de recouvrement des cotisations.

Un outil au service de la transformation

Au-delà de sa fonction documentaire, cet ouvrage se veut un outil au service de la transformation du système de santé ivoirien. Il s'adresse à tous ceux qui, à des titres divers, contribuent à faire de la Couverture Maladie Universelle une réalité : décideurs politiques, gestionnaires de la santé, professionnels de terrain, partenaires techniques et financiers, société civile, chercheurs.

La CMU n'est pas un aboutissement mais un processus. L'objectif de 30 millions d'enrôlés à l'horizon 2026, l'amélioration continue du taux d'utilisation, l'extension progressive du panier de soins, le renforcement du réseau de prestataires conventionnés, l'optimisation des mécanismes de recouvrement dans le secteur informel : autant de chantiers qui nécessitent une mobilisation collective et une compréhension partagée des enjeux.

Si cet ouvrage parvient à éclairer les choix stratégiques, à faciliter l'appropriation des mécanismes par les acteurs de terrain, et à stimuler la réflexion sur les voies d'amélioration du système, il aura rempli sa mission. Car la CMU, au fond, n'est pas qu'une question technique ou financière. Elle est l'expression concrète d'un choix de société : celui de la solidarité plutôt que de l'individualisme, de l'équité plutôt que de l'exclusion, de la justice sociale plutôt que de la résignation face aux inégalités.

C'est dans cet esprit que nous livrons cet ouvrage à la communauté des acteurs de la santé en Côte d'Ivoire et au-delà.

LISTE DES ACRONYMES ET ABRÉVIATIONS

B

BSIC — Banque Sahélo-Saharienne pour l'Investissement et le Commerce

C

CBHI — Community-Based Health Insurance (Assurance maladie communautaire)

CEDEAO — Communauté Économique des États de l'Afrique de l'Ouest

CGRAE — Caisse Générale de Retraite des Agents de l'État

CHR — Centre Hospitalier Régional

CHU — Centre Hospitalier Universitaire

CIMA — Conférence Interafricaine des Marchés d'Assurances

CMU — Couverture Maladie Universelle

CNAM — Caisse Nationale d'Assurance Maladie

CNPS — Caisse Nationale de Prévoyance Sociale

CSR — Centre de Santé Rural

CSU — Centre de Santé Urbain (structure sanitaire de niveau 1 du parcours de soins coordonné). À ne pas confondre avec la Couverture Santé Universelle (CSU), concept OMS également désigné par cet acronyme dans la littérature internationale.

D

DCI — Dénomination Commune Internationale

DHIS2 — District Health Information Software 2 (Logiciel d'information sanitaire de district)

DIPE — Direction de l'Information, de la Planification et de l'Évaluation

DRG — Diagnosis-Related Groups (Groupes homogènes de diagnostic)

E

EDS-CI — Enquête Démographique et de Santé en Côte d'Ivoire

EHCVM — Enquête Harmonisée sur les Conditions de Vie des Ménages

ENSEA — École Nationale Supérieure de Statistique et d'Économie Appliquée

ENSESI — Enquête Nationale sur la Situation de l'Emploi et le Secteur Informel

ESPC — Établissement Sanitaire de Premier Contact

F

FAP — Femmes en Âge de Procréer

FANAF — Fédération des Sociétés d'Assurances de Droit National Africaines

FCFA — Franc de la Communauté Financière Africaine

FSU — Formation Sanitaire Urbaine

H

HG — Hôpital Général

HHFA — Harmonized Health Facility Assessment (Évaluation harmonisée des établissements de santé)

I

IB — Initiative de Bamako

IDE — Infirmier Diplômé d'État

INHP — Institut National d'Hygiène Publique

INS — Institut National de la Statistique

IPS — Institution de Prévoyance Sociale

IPS-CNAM — Institution de Prévoyance Sociale - Caisse Nationale d'Assurance Maladie

ITS — Impôt sur les Traitements et Salaires

J

JICA — Japan International Cooperation Agency (Agence japonaise de coopération internationale)

L

LEAP — Livelihood Empowerment Against Poverty (Programme ghanéen de lutte contre la pauvreté)

M

MEF — Ministère de l'Économie et des Finances

MEPS — Ministère de l'Emploi et de la Protection Sociale

MICS — Multiple Indicator Cluster Survey (Enquête à indicateurs multiples)

MSHP — Ministère de la Santé et de l'Hygiène Publique

MSHPCMU — Ministère de la Santé, de l'Hygiène Publique et de la Couverture Maladie Universelle

N

NHS — National Health Service (Service national de santé britannique)

NHIS — National Health Insurance Scheme (Régime national d'assurance maladie, Ghana)

NHIL — National Health Insurance Levy (Prélèvement pour l'assurance maladie nationale, Ghana)

NNI — Numéro National d'Identification

NPSP — Nouvelle Pharmacie de la Santé Publique

O

OCDE — Organisation de Coopération et de Développement Économiques

OGD — Organisme Gestionnaire Délégué

OMS — Organisation Mondiale de la Santé

ONECI — Office National de l'État Civil et de l'Identification

ONG — Organisation Non Gouvernementale

ORL — Oto-Rhino-Laryngologie

P

P4H — Providing for Health (Réseau social pour la santé)

PIB — Produit Intérieur Brut

PNDS — Programme National de Développement Sanitaire

PNLP — Programme National de Lutte contre le Paludisme

PNLS — Programme National de Lutte contre le Sida

PNLT — Programme National de Lutte contre la Tuberculose

PNS — Programme National de Santé

R

RAM — Régime d'Assistance Médicale

RASS — Rapport Annuel sur la Situation Sanitaire

RGB — Régime Général de Base

RNPP — Registre National des Personnes Physiques

RSSB — Rwanda Social Security Board (Caisse de sécurité sociale du Rwanda)

S

SI — Système d'Information

SSNIT — Social Security and National Insurance Trust (Caisse de sécurité sociale et d'assurance nationale, Ghana)

T

T2A — Tarification à l'Activité

TVA — Taxe sur la Valeur Ajoutée

U

UEMOA — Union Économique et Monétaire Ouest-Africaine

UNICEF — United Nations Children's Fund (Fonds des Nations Unies pour l'enfance)

USSD — Unstructured Supplementary Service Data (Service de données supplémentaires non structurées, pour codes téléphoniques)

V

VIH/SIDA — Virus de l'Immunodéficience Humaine / Syndrome d'Immunodéficience Acquise

INTRODUCTION GÉNÉRALE

La santé n'a pas toujours été un bien collectif. Pendant des siècles, l'accès aux soins relevait de la charité privée, de la solidarité familiale ou de la capacité financière individuelle. Ce n'est qu'à partir de la fin du XIXe siècle, avec l'émergence des États-providence en Europe, que s'est progressivement imposée l'idée selon laquelle la protection contre le risque maladie constitue une responsabilité collective, un devoir de la société envers l'ensemble de ses membres. Cette mutation conceptuelle, qui a façonné les systèmes de santé modernes, trouve aujourd'hui un écho particulier en Côte d'Ivoire avec l'instauration de la Couverture Maladie Universelle.

Perspective historique : l'émergence de la protection sociale dans le monde

Les fondations bismarckiennes : l'assurance sociale professionnelle (1883)

L'histoire moderne de la protection sociale débute dans l'Allemagne de la fin du XIXe siècle, sous l'impulsion du Chancelier Otto von Bismarck. Dans un contexte d'industrialisation rapide et de montée des revendications ouvrières, Bismarck conçoit un système d'assurance sociale dont les motivations sont éminemment politiques : juguler les mouvements syndicaux et socialistes en améliorant les conditions de vie du prolétariat ouvrier, tout en consolidant l'autorité de l'État impérial.

Entre 1883 et 1889, trois lois sociales fondatrices sont adoptées : l'assurance maladie obligatoire (1883), l'assurance contre les accidents du travail (1884), et l'assurance invalidité et vieillesse (1889). Ces dispositifs instaurent un principe révolutionnaire pour l'époque : la protection sociale basée sur le travail salarié. Le financement repose sur des cotisations proportionnelles aux salaires, payées conjointement par les employeurs et les salariés. Les prestations sont conditionnelles : seuls ceux qui ont cotisé peuvent en bénéficier. La gestion des caisses d'assurance est assurée en cogestion par les représentants des salariés et des employeurs, préfigurant ce que l'on appellera plus tard le paritarisme.

Le modèle bismarckien se caractérise donc par quatre traits distinctifs : son ancrage dans le monde du travail, son financement par cotisations sociales, sa logique contributive (on reçoit en fonction de ce que l'on a cotisé), et sa gestion paritaire. Ce modèle a été adopté, avec des variantes, par de nombreux pays d'Europe continentale : Belgique, Pays-Bas, Suisse, France (jusqu'à l'émergence d'éléments beveridgiens). Son influence s'étend bien au-delà de l'Europe, puisqu'il inspire de nombreux systèmes de sécurité sociale dans le monde, y compris en Afrique.

Toutefois, le modèle bismarckien présente une limite structurelle majeure : il exclut de facto tous ceux qui ne sont pas intégrés au salariat formel. Dans les sociétés où le secteur informel domine l'économie, comme c'est le cas en Côte d'Ivoire, un système purement bismarckien serait condamné à ne couvrir qu'une infime minorité de la population.

La révolution beveridgienne : l'universalité par l'impôt (1942)

C'est pour répondre à cette limite que Lord William Beveridge, économiste et homme politique britannique, propose en 1942 un modèle radicalement différent. Dans un contexte de Seconde Guerre mondiale, alors que la Grande-Bretagne aspire à un renouveau social après les privations du conflit, Beveridge rédige un rapport qui fera date dans l'histoire de la protection sociale.

Le rapport Beveridge de 1942 critique vertement le système britannique d'assurance maladie obligatoire alors en vigueur, jugé « trop limité avec le système du plafond d'affiliation, trop complexe avec la multitude des caisses et mal coordonné ». Beveridge propose une refonte fondée sur un principe simple mais révolutionnaire : l'universalité. La protection sociale doit être étendue à tous les citoyens, et non plus seulement aux travailleurs salariés, et elle doit couvrir tous les risques sociaux.

Ce principe d'universalité implique une rupture avec la logique bismarckienne. Le financement ne repose plus sur les cotisations sociales assises sur le travail, mais sur l'impôt, c'est-à-dire sur les recettes fiscales générales de l'État. Les prestations sont uniformes, identiques pour tous les citoyens indépendamment de leur niveau de revenu ou de cotisation. Chaque personne se voit reconnaître des droits propres, non dérivés d'un statut professionnel.

En 1948, le Royaume-Uni crée le National Health Service (NHS), concrétisation institutionnelle des idées de Beveridge. Ce système de santé public, gratuit au point d'usage et financé par l'impôt, devient un modèle de référence pour de nombreux pays. Les pays scandinaves (Suède, Norvège, Danemark) et l'Irlande adopteront des systèmes largement inspirés du modèle beveridgien.

L'hybridation des modèles : l'exemple français

L'opposition théorique entre Bismarck et Beveridge ne doit pas occulter une réalité : la plupart des systèmes de protection sociale contemporains sont des hybrides, combinant éléments bismarckiens et beveridgiens. La France en offre une illustration éloquente.

Le système français de sécurité sociale, créé en 1945, s'inspire initialement du modèle bismarckien : financement par cotisations sociales, gestion paritaire, prestations liées au travail. Mais à partir des années 1990, une évolution s'amorce. En 1991, la Contribution Sociale Généralisée (CSG) est créée. Il s'agit d'un impôt prélevé sur l'ensemble des revenus (et non plus seulement sur les salaires), dont le produit finance la sécurité sociale. Cette innovation marque un glissement vers le modèle beveridgien : on passe d'un financement principalement assis sur le travail à un financement plus largement assis sur l'ensemble des revenus.

Aujourd'hui, le système français mêle cotisations sociales et prélèvements fiscaux (CSG, mais aussi TVA et taxes diverses). Il combine régimes professionnels et dispositifs universels (Couverture Maladie Universelle créée en 1999, devenue Protection Universelle Maladie en 2016). Cette hybridation reflète une volonté d'allier les avantages de la logique contributive bismarckienne (responsabilisation, lien entre cotisation et prestation) et ceux de la logique universaliste beveridgienne (couverture de tous, financement par l'impôt permettant une redistribution).

Les expériences africaines : Ghana, Rwanda, Sénégal

L'Afrique subsaharienne, confrontée à des défis spécifiques (prépondérance du secteur informel, ressources publiques limitées, fardeau élevé des maladies transmissibles), a développé des approches originales inspirées des modèles historiques mais adaptées aux contextes locaux.

Le Ghana a lancé en 2003 un système de mutuelles de santé communautaires (Community-Based Health Insurance - CBHI) avant de le transformer en 2012 en assurance publique unique : le National Health Insurance Scheme (NHIS). Le financement repose sur une combinaison de cotisations des travailleurs du secteur formel (prélevées via la Social Security and National Insurance Trust) et d'une taxe sur la valeur ajoutée (2,5% de la TVA affectée au NHIS). Des exemptions sont prévues pour les indigents, les personnes âgées et les enfants. Malgré des résultats positifs en termes d'accès aux soins, le NHIS ghanéen fait face à des défis de viabilité financière, avec des déficits récurrents et des retards de paiement aux prestataires.

Le Rwanda offre un modèle singulier. Après le génocide de 1994, le pays a reconstruit son système de santé en s'appuyant sur des mutuelles de santé communautaires (une par district). En 2015, ces 30 mutuelles ont été fusionnées en un système national unique géré par le Rwanda Social Security Board (RSSB). Le système rwandais se caractérise par un ciblage socio-économique sophistiqué (système Ubudehe) qui classe les ménages en catégories selon leur niveau de richesse : les indigents bénéficient d'une couverture gratuite financée par l'État (24% de la population), les pauvres paient une cotisation symbolique cofinancée par l'État, et les classes moyennes et aisées paient une cotisation plus élevée. Le Rwanda est le seul pays africain à prévoir des sanctions effectives en cas de non-paiement des cotisations, ce qui explique son taux d'enrôlement exceptionnel de plus de 90%.

Le Sénégal a lancé sa propre Couverture Maladie Universelle en 2013, mais selon un modèle différent : le système repose sur les mutuelles de santé communautaires. En 2019, le Sénégal comptait environ 676 mutuelles de santé communales fonctionnelles, restructurées depuis 2022 en 46 unités départementales pour améliorer leur viabilité financière, avec un taux d'adhésion d'environ 50% (49-53% selon les sources officielles de la période 2017-2020). Cependant, cette fragmentation pose des problèmes de viabilité financière, d'équité et d'efficience. Une évaluation conduite en 2023 avec le gouvernement recommande de passer d'un modèle CBHI à un modèle d'assurance publique, reconnaissant les limites du système mutualiste.

Ces expériences africaines enseignent plusieurs leçons. Premièrement, les systèmes publics d'assurance santé produisent de meilleurs résultats que les systèmes communautaires en termes de couverture, d'équité et de viabilité financière. Deuxièmement, la fragmentation (multiples caisses, pools séparés) limite la mutualisation des risques et crée des inégalités. Troisièmement, le financement fiscal (taxes affectées) est indispensable pour compléter les cotisations et couvrir les indigents. Quatrièmement, tous les systèmes africains font face à des défis communs : viabilité financière à long terme, faible taux de recouvrement dans le secteur informel, qualité variable de l'offre de soins.

L'exigence ivoirienne : passer de l'out-of-pocket à la mutualisation des risques

Le diagnostic : un système de santé à bout de souffle (2010-2014)

Au début des années 2010, la Côte d'Ivoire sort d'une décennie de troubles socio-politiques (2002-2011) qui ont profondément affecté son système de santé. Le constat est alarmant. Selon les données de l'Organisation Mondiale de la Santé (OMS), en 2013, 51% des dépenses totales de santé sont supportées directement par les ménages sous forme de paiements directs (out-of-pocket). Cette proportion, parmi les plus élevées de la sous-région ouest-africaine, signifie qu'un Ivoirien sur deux doit puiser dans ses économies personnelles ou emprunter pour payer ses soins.

Les conséquences de cette situation sont dramatiques. Une étude de 2015 révèle que 2,4% des ménages ivoiriens font face à des dépenses catastrophiques de santé au seuil de 10%, c'est-à-dire que plus d'un dixième de leur budget annuel est consommé par les frais médicaux. Pour des familles vivant déjà dans la précarité, une telle charge peut signifier le basculement dans la pauvreté absolue : vente de biens productifs, déscolarisation des enfants, endettement chronique.

Le profil de financement de la santé en 2013 illustre l'ampleur du problème : les dépenses personnelles représentent 76,5% des dépenses privées en santé, et 66,9% du total des dépenses de santé proviennent du secteur privé (essentiellement les ménages). En d'autres termes, l'État ivoirien n'assume qu'environ un tiers du financement de la santé, laissant les deux tiers à la charge des citoyens. Cette situation contraste violemment avec les engagements internationaux : le budget de la santé ne représente que 5,4% des dépenses publiques en 2018, très loin de la norme de 15% fixée par la Déclaration d'Abuja de 2001.

Avant l'instauration de la CMU, seulement 5% de la population bénéficie d'une couverture contre le risque maladie. Selon le Ministère de la Santé et de l'Hygiène Publique, 85 à 90% de la population ne bénéficie d'aucune couverture maladie. Seuls 8% des ménages bénéficient d'une prise en charge partielle ou totale de leurs frais de santé, essentiellement les fonctionnaires et les salariés des grandes entreprises du secteur formel.

Cette exclusion massive s'explique par plusieurs facteurs. Les assurances maladie privées, concentrées à Abidjan, ciblent une clientèle aisée et proposent des primes élevées hors de portée de la majorité. Les mutuelles de santé communautaires, bien qu'elles jouent un rôle utile, souffrent d'une faible mutualisation des risques en raison de leur petite taille et de leur fragmentation géographique. L'Initiative de Bamako, mise en œuvre à partir de 1994, qui prévoyait le recouvrement des coûts via la vente de médicaments essentiels, a certes amélioré la disponibilité de ces médicaments dans certaines structures, mais au prix d'une barrière financière accrue pour les populations pauvres. Le principe de gratuité pour les indigents, pourtant inscrit dans l'Initiative de Bamako, n'a jamais été réellement appliqué.

Le défi structurel : 93,6% d'emplois informels

La Côte d'Ivoire fait face à une contrainte structurelle majeure qui rend impossible l'application d'un modèle purement bismarckien : la prédominance écrasante du secteur informel. Selon l'Enquête Nationale sur la Situation de l'Emploi et le Secteur Informel (ENSESI) de 2016, 93,6% des emplois en Côte d'Ivoire relèvent du secteur informel. L'économie informelle représente entre 30% et 40% du PIB et emploie la quasi-totalité de la population active.

Cette réalité socio-économique a des implications décisives pour le financement de la santé. Dans un système bismarckien classique, les cotisations sociales sont prélevées à la source sur les salaires par les employeurs formels. Mais comment prélever des cotisations lorsque 93,6% des travailleurs ne sont pas salariés d'entreprises formelles, n'ont pas de fiche de paie, et perçoivent des revenus irréguliers et difficilement traçables ?

Les travailleurs du secteur informel regroupent une grande diversité de situations : commerçants ambulants, artisans, agriculteurs, éleveurs, pêcheurs, petits entrepreneurs, prestataires de services divers. Leurs revenus sont souvent faibles, saisonniers ou aléatoires. Leur capacité contributive est limitée. Leur niveau d'éducation et de littératie financière est variable. Leur rapport aux institutions publiques est parfois marqué par la méfiance. Leur accès aux services financiers formels (banques, assurances) est restreint.

Face à cette réalité, deux options s'offraient aux concepteurs de la CMU. La première consistait à limiter la couverture obligatoire aux seuls salariés du secteur formel (6,4% de la population active), en espérant une extension progressive au secteur informel sur la base du volontariat. Cette approche, prudente sur le plan financier, aurait perpétué l'exclusion de la majorité. La seconde option, retenue par les autorités ivoiriennes, consistait à concevoir d'emblée un système hybride intégrant à la fois le secteur formel (via cotisations obligatoires) et le secteur informel (via cotisations volontaires à un tarif accessible), tout en créant un filet de sécurité pour les plus démunis (Régime d'Assistance Médicale financé par l'État).

La nécessité de la mutualisation : rompre avec l'individualisation des dépenses

Le paradigme de l'out-of-pocket repose sur une logique d'individualisation des dépenses : chacun paie pour soi au moment où il tombe malade. Ce système présente trois défauts majeurs.

Premièrement, il expose les ménages au risque de dépenses catastrophiques. La maladie étant par nature imprévisible, un événement de santé grave (accident, maladie chronique, intervention chirurgicale) peut frapper n'importe quel ménage à n'importe quel moment. En l'absence de mécanisme d'assurance, le ménage doit assumer seul le coût, avec toutes les conséquences que cela implique pour sa situation économique.

Deuxièmement, il crée une inégalité d'accès fondée sur la capacité de paiement. Les riches accèdent aux meilleurs soins dans les cliniques privées. Les classes moyennes s'endettent pour se soigner. Les pauvres renoncent aux soins ou se tournent vers des alternatives précaires (automédication, médecine traditionnelle). Cette inégalité contredit le principe selon lequel la santé devrait être accessible à tous indépendamment de la richesse.

Troisièmement, il est économiquement inefficient. Le paiement direct décourage le recours précoce aux soins, favorisant la prise en charge tardive de pathologies qui auraient pu être traitées à moindre coût à un stade précoce. Il entraîne également une sous-utilisation des services de prévention (consultations prénatales, vaccinations, dépistages), pourtant essentiels pour réduire la mortalité et améliorer la santé publique.

La mutualisation des risques constitue l'antidote à ces trois maux. Dans un système d'assurance maladie, les cotisations sont payées par tous à l'avance (avant de tomber malade), et les prestations sont versées à ceux qui en ont besoin au moment où ils en ont besoin. Le risque individuel imprévisible devient un risque collectif prévisible. Les bien-portants financent les malades, les jeunes financent les personnes âgées, les riches (via l'impôt progressif) contribuent davantage que les pauvres. Cette solidarité organisée permet à chacun de bénéficier de soins sans craindre la ruine financière.

La mutualisation présente un autre avantage décisif : elle permet de négocier des tarifs préférentiels avec les prestataires de soins. Un assureur qui représente des millions d'assurés dispose d'un pouvoir de négociation considérable face aux hôpitaux et aux pharmacies. C'est ainsi que la CMU a pu obtenir des tarifs jusqu'à 10 fois inférieurs aux tarifs de marché pour certains médicaments essentiels. Un traitement antibiotique d'une fièvre typhoïde pour 10 jours coûte 460 FCFA dans le cadre de la CMU (dont 138 FCFA à la charge de l'assuré sous forme de ticket modérateur), contre 4 600 FCFA hors CMU pour le même médicament générique.

La volonté politique : le portage institutionnel de la réforme comme priorité nationale

L'inscription dans les priorités de développement

L'adoption de la Loi n°2014-131 du 24 mars 2014 instituant la Couverture Maladie Universelle en Côte d'Ivoire ne procède pas d'une démarche technocratique isolée. Elle s'inscrit dans une vision politique globale portée au plus haut niveau de l'État et relayée par l'ensemble des institutions de la République.

Le Plan National de Développement (PND) 2012-2015, puis le PND 2016-2020, font de l'amélioration de l'accès aux soins de santé une priorité stratégique. La santé y est considérée non seulement comme un droit fondamental, mais aussi comme un facteur de développement économique. Une population en bonne santé est plus productive, plus éduquée, plus résiliente. Les investissements dans la santé génèrent des retours économiques mesurables : réduction de l'absentéisme, amélioration de la scolarisation, augmentation du capital humain.

La CMU s'inscrit également dans les engagements internationaux de la Côte d'Ivoire. Les Objectifs du Millénaire pour le Développement (OMD), puis les Objectifs de Développement Durable (ODD) adoptés en 2015, incluent des cibles explicites en matière de santé : réduction de la mortalité maternelle et infantile, lutte contre les maladies transmissibles (VIH/SIDA, paludisme, tuberculose), couverture sanitaire universelle. L'ODD 3.8 stipule explicitement : « Faire en sorte que chacun bénéficie d'une couverture sanitaire universelle, comprenant une protection contre les risques financiers et donnant accès à des services de santé essentiels de qualité et à des médicaments et vaccins essentiels sûrs, efficaces, de qualité et d'un coût abordable. »

L'architecture institutionnelle : créer les instruments de la solidarité

La mise en œuvre de la CMU a nécessité la création d'une institution dédiée : l'Institution de Prévoyance Sociale-Caisse Nationale d'Assurance Maladie (IPS-CNAM), établie par le Décret n°2014-395 du 25 juin 2014. Cette institution de prévoyance sociale de droit privé, placée sous double tutelle (technique du Ministère de l'Emploi et de la Protection Sociale, économique et financière du Ministère de l'Économie et des Finances), se voit confier une mission de service public : gérer la couverture du risque maladie pour l'ensemble de la population ivoirienne.

L'IPS-CNAM est la première institution de prévoyance sociale créée en Côte d'Ivoire sans hériter d'un dispositif préexistant. Elle part d'une page blanche, ce qui représente à la fois une opportunité (concevoir un système optimal dès le départ) et un défi (construire rapidement des capacités opérationnelles, techniques et humaines).

Pour mener à bien sa mission, l'IPS-CNAM s'appuie sur un modèle de gestion déléguée. Elle confie le recouvrement des cotisations à des Organismes Gestionnaires Délégués (OGD) spécialisés : la Caisse Nationale de Prévoyance Sociale (CNPS) pour les salariés et retraités du secteur privé, la Caisse Générale de Retraite des Agents de l'État (CGRAE) pour les retraités de la fonction publique, les soldes civile et militaire pour les fonctionnaires actifs. Pour la gestion des prestations, l'IPS-CNAM peut également déléguer à des mutuelles, des assureurs privés ou des gestionnaires de portefeuille maladie. Cette architecture permet de capitaliser sur l'expertise existante tout en maintenant l'IPS-CNAM dans un rôle stratégique de régulation et de contrôle de l'équilibre financier global du système.

L'engagement financier de l'État : financer la solidarité

La volonté politique ne se mesure pas seulement aux discours, mais aux ressources mobilisées. Entre 2021 et 2024, le budget cumulé du Ministère de la Santé, de l'Hygiène Publique et de la Couverture Maladie Universelle s'élève à 2 172,9 milliards de FCFA, soit une moyenne annuelle de 543,2 milliards FCFA. Ce budget connaît une progression notable : 476,1 milliards en 2021, 509,7 milliards en 2022, 794,5 milliards en 2023 (hausse de 56%

par rapport à 2022), et 624,4 milliards en 2024. Cette tendance ascendante témoigne de la priorité accordée à la santé dans les arbitrages budgétaires.

La répartition par source de financement montre que les ressources propres de l'État (Trésor) constituent 77,06% du budget santé sur la période 2021-2024, les emprunts 13,41%, et les dons 9,53%. L'État ivoirien assume donc la part prépondérante du financement de la santé, réduisant progressivement sa dépendance à l'aide extérieure.

L'engagement financier de l'État se manifeste particulièrement dans le financement du Régime d'Assistance Médicale (RAM). Les indigents reconnus comme économiquement faibles bénéficient d'une couverture à 100% (pas de ticket modérateur) financée à hauteur de 85% par les subventions de l'État et de 15% par les contributions des collectivités territoriales. L'objectif annoncé en 2022 était de couvrir 2,5 millions de personnes via le RAM, démontrant la volonté de ne laisser personne de côté, y compris les plus vulnérables qui ne peuvent pas cotiser.

Parallèlement, l'État a lancé un programme d'investissement massif dans les infrastructures sanitaires : construction et modernisation de 348 Établissements Sanitaires de Premier Contact (ESPC)[1], avec l'objectif que chaque Ivoirien vive à moins de 5 km d'un centre médical. Ce projet, mené avec l'appui de Mitrelli Healthcare et de la coopération japonaise (JICA), vise à corriger les fractures géographiques et à garantir l'accessibilité physique aux soins, complément indispensable de l'accessibilité financière assurée par la CMU.

---

[1] Le programme de construction et modernisation de 348 Établissements Sanitaires de Premier Contact (ESPC), mené en partenariat avec Mitrelli Healthcare et la coopération japonaise (JICA), vise à garantir qu'aucun Ivoirien ne vive à plus de 5 kilomètres d'un centre médical de premier niveau.

Les défis du passage à l'échelle : de la conception à la mise en œuvre

L'opérationnalisation de la CMU, effective depuis le 1er juillet 2019, a marqué le passage d'une ambition législative à une réalité concrète. Ce passage à l'échelle s'est accompagné de défis considérables. Il a fallu enrôler des millions de personnes, produire des cartes d'assurés sécurisées intégrant la biométrie, conventionner des milliers d'établissements de santé et de pharmacies, former les professionnels de santé aux procédures de facturation et de remboursement, mettre en place les systèmes d'information permettant de tracer les flux financiers et de détecter les fraudes.

Les chiffres témoignent de la montée en puissance progressive du système : 4,4 millions d'enrôlés en juillet 2023, 10,1 millions en décembre 2023, 22,7 millions en décembre 2025. L'objectif de 30 millions d'enrôlés à l'horizon 2026 traduit une volonté de couverture véritablement universelle. Parallèlement, le taux d'utilisation des services CMU a été multiplié par trois en deux ans, passant de 9% en 2023 à 24% en mai 2025, avec une progression particulièrement marquée en milieu rural. Le nombre de prestataires conventionnés a également augmenté : près de 3 000 établissements sanitaires publics et environ 1 200 pharmacies privées appliquent désormais la CMU.

Ces succès ne doivent pas occulter les défis persistants. Sur 22,7 millions d'enrôlés, seulement un tiers environ ont reçu leur carte physique. Parmi ceux qui ont reçu leur carte, moins de 2 millions sont à jour de cotisation, ce qui suspend leur droit aux prestations. En 2024, seuls 500 000 assurés ont effectivement utilisé les services de la CMU. Cet écart entre enrôlement et utilisation effective révèle des problèmes d'activation des droits, de sensibilisation de la population, de confiance dans le système, et de capacité d'absorption de l'offre de soins.

Une réforme ancrée dans la durée

La CMU n'est pas une politique conjoncturelle susceptible d'être remise en cause au gré des alternances politiques. Elle constitue une réforme structurelle ancrée dans le droit (loi votée par le Parlement) et portée par une architecture institutionnelle pérenne (IPS-CNAM créée pour 99 ans). Cette inscription dans la durée est essentielle : un système d'assurance maladie ne produit ses effets que sur le long terme, à mesure que la population s'approprie les mécanismes, que les prestataires s'habituent aux nouveaux modes de financement, et que les données s'accumulent permettant d'affiner les paramètres actuariels.

L'engagement politique transcende également les clivages. La CMU bénéficie d'un large consensus national, relayé par les organisations professionnelles, les syndicats, les partenaires sociaux, la société civile. Les partenaires techniques et financiers internationaux (Organisation Mondiale de la Santé, Banque Mondiale, Agence Française de Développement, coopération japonaise) apportent leur soutien technique et financier, reconnaissant dans la CMU ivoirienne un modèle prometteur pour l'Afrique de l'Ouest.

Problématique et plan de l'ouvrage

Cet ouvrage se propose de répondre à une question centrale : Comment construire un système de santé solidaire et pérenne dans un contexte économique marqué par la prédominance du secteur informel et la précarité sanitaire ?

Cette question en soulève plusieurs autres, qui structurent notre analyse :

- Quels étaient les dysfonctionnements du système de santé ivoirien avant 2014 qui justifiaient une réforme d'ampleur ?
- Quels enseignements peut-on tirer de l'histoire mondiale de la protection sociale et des expériences africaines comparées ?
- Quels choix techniques et institutionnels ont été opérés dans la conception de la CMU ivoirienne ?
- Comment fonctionne concrètement le système CMU : qui est couvert, comment, et à quel coût ?
- Quels sont les résultats obtenus à ce jour et quels défis restent à relever pour assurer la pérennité du système ?

Pour répondre à ces questions, l'ouvrage est structuré en deux grandes parties.

La Partie I, intitulée « Contexte et Défis du Financement de la Santé en Côte d'Ivoire », établit le diagnostic qui a rendu nécessaire la réforme. Elle analyse le contexte sanitaire, les insuffisances des modèles préexistants (assurances privées, mutuelles communautaires, Initiative de Bamako), et présente les grandes réponses conceptuelles à la problématique du financement de la santé (modèles bismarckien et beveridgien, modalités techniques de paiement et de prise en charge).

La Partie II, intitulée « Ambitions, Architecture et Gouvernance de la CMU », décrit le système dans sa configuration actuelle. Elle expose les valeurs et ambitions qui sous-tendent la réforme (solidarité, équité, égalité, justice sociale), détaille l'écosystème institutionnel (IPS-CNAM, ministères de tutelle, OGD, déploiement territorial), précise les modalités d'éligibilité et de fonctionnement (Régime Général de Base, Régime d'Assistance Médicale, technologie biométrique, panier de soins, parcours de soins coordonné, réseau de prestataires), et aborde les enjeux financiers et actuariels (mobilisation des ressources, équilibre à long terme, lutte contre la fraude).

À travers cette double perspective – d'une part le diagnostic des problèmes et l'analyse des solutions conceptuelles, d'autre part la description précise du système mis en place –, l'ouvrage ambitionne de fournir aux acteurs de la santé ivoirienne un référentiel technique complet, permettant de comprendre non seulement le « comment » de la CMU, mais aussi et surtout le « pourquoi ».

PARTIE I

CONTEXTE ET DÉFIS DU FINANCEMENT DE LA SANTÉ EN CÔTE D'IVOIRE

CHAPITRE 1

CONTEXTE DE SANTÉ, DE GESTION ET INSUFFISANCES DES MODÈLES EN VIGUEUR

L'instauration de la Couverture Maladie Universelle en Côte d'Ivoire ne procède pas d'une démarche technocratique déconnectée des réalités du terrain. Elle répond à un constat partagé par l'ensemble des acteurs du système de santé : celui d'un modèle de financement à bout de souffle, incapable de garantir à la majorité de la population un accès effectif et équitable aux soins. Ce chapitre établit le diagnostic détaillé de cette situation, en analysant d'une part le contexte général de précarité sanitaire qui caractérisait la Côte d'Ivoire au début des années 2010, et d'autre part les limites intrinsèques des dispositifs de couverture maladie alors en vigueur.

1.1. Contexte Général : La précarité sanitaire

1.1.1. Les barrières à l'accès : un système excluant par nature

Au tournant des années 2010, le système de santé ivoirien se caractérise par une triple exclusion : financière, géographique et sociale. Ces trois dimensions interagissent pour créer une situation où la majorité de la population se trouve de facto privée d'un accès effectif aux soins de santé de qualité.

La barrière financière : le poids écrasant du paiement direct

La première et la plus déterminante des barrières est d'ordre financier. Selon les données de l'Organisation Mondiale de la Santé, en 2013, avant l'instauration de la CMU, 51% des dépenses totales de santé en Côte d'Ivoire sont supportées directement par les ménages sous forme de paiements directs (out-of-pocket). Cette proportion place la Côte d'Ivoire parmi les pays où la charge financière pesant sur les familles est la plus élevée, non seulement en Afrique de l'Ouest, mais à l'échelle du continent africain dans son ensemble.

Le profil de financement de la santé en 2013 révèle l'ampleur du déséquilibre : les dépenses personnelles représentent 76,5% des dépenses privées en santé, et 66,9% du total des dépenses de santé proviennent du secteur privé, essentiellement des ménages. En d'autres termes, sur chaque franc CFA dépensé pour la santé en Côte d'Ivoire, environ deux tiers proviennent des poches des citoyens, et seulement un tiers de l'État et des autres sources publiques. Cette répartition contredit frontalement le principe selon lequel la santé constitue un bien public dont le financement devrait être assuré prioritairement par la collectivité.

Les conséquences de cette situation sont dramatiques pour les ménages. Les études menées en 2015 sur les dépenses catastrophiques de santé estiment qu'entre 2% et 4% des ménages ivoiriens font face à des dépenses catastrophiques au seuil de 10% du budget du ménage, selon les méthodologies utilisées. Ce chiffre apparemment modeste masque une réalité humaine terrible : pour ces familles, plus d'un dixième de leur budget annuel est absorbé par les frais médicaux. Dans un contexte où une large partie de la population vit en dessous ou à proximité du seuil de pauvreté, une telle charge peut signifier le basculement dans la pauvreté absolue, avec ses corollaires

: vente de biens productifs (terres, outils, bétail), déscolarisation des enfants pour économiser les frais d'écolage, endettement auprès de prêteurs informels à des taux usuraires, renoncement aux soins préventifs.

Cette charge financière s'explique par plusieurs facteurs structurels. D'abord, le faible niveau du budget de l'État consacré à la santé : en 2018, le budget de la santé ne représente que 5,4% des dépenses publiques, très loin de la norme de 15% fixée par la Déclaration d'Abuja adoptée en 2001 par les chefs d'État africains. Ensuite, la pratique généralisée du paiement à l'acte dans les établissements de santé publics, héritée de l'Initiative de Bamako mise en œuvre à partir de 1994. Enfin, l'absence de mécanismes de mutualisation des risques pour l'immense majorité de la population : en 2010, selon les données du Ministère de la Santé et de l'Hygiène Publique, 85 à 90% de la population ne bénéficie d'aucune couverture maladie. Seuls 8% des ménages disposent d'une prise en charge partielle ou totale de leurs frais de santé, essentiellement les fonctionnaires et les salariés des grandes entreprises du secteur formel.

La fracture géographique : les déserts médicaux

La deuxième barrière est géographique. La Côte d'Ivoire présente de fortes disparités territoriales en matière d'offre de soins. Les infrastructures sanitaires, les équipements médicaux et les ressources humaines sont concentrés dans les zones urbaines, particulièrement dans le district autonome d'Abidjan qui concentre les quatre Centres Hospitaliers Universitaires (CHU de Treichville, de Cocody, de Yopougon et le CHU de Bouaké) ainsi qu'une large part des Centres Hospitaliers Régionaux et des cliniques privées.

En milieu rural, où vit encore une part significative de la population, l'accès aux structures de santé se heurte à la distance et à l'état dégradé des infrastructures routières. Selon la Carte Sanitaire de 2009, le pays compte 83 districts sanitaires constituant le niveau opérationnel de base, coordonnés par 19 directions régionales de santé. Cependant, de nombreuses localités rurales se trouvent à plus de 10 ou 15 kilomètres du centre de santé le plus proche. Dans certaines zones enclavées, particulièrement dans les régions du Nord et de l'Ouest, l'accès à un établissement sanitaire peut nécessiter plusieurs heures de marche, voire une journée entière.

Cette distance géographique se double d'une distance économique : atteindre un centre de santé implique des coûts de transport qui peuvent s'avérer prohibitifs pour les ménages pauvres. Le coût d'opportunité (journée de travail perdue pour se rendre à l'hôpital et en revenir) constitue également un frein, particulièrement en période de travaux agricoles où chaque jour compte.

L'état des infrastructures sanitaires en milieu rural reflète des décennies de sous-investissement aggravées par la crise socio-politique de 2002-2011. De nombreux centres de santé ruraux fonctionnent dans des conditions précaires : bâtiments vétustes, équipements obsolètes ou en panne, pénuries récurrentes de médicaments essentiels, coupures fréquentes d'électricité et d'eau. Cette dégradation de l'offre de soins en milieu rural alimente un cercle vicieux : les professionnels de santé qualifiés (médecins, infirmiers diplômés) rechignent à s'installer en zone rurale en raison des conditions de travail et de vie difficiles, ce qui accentue les pénuries en personnel qualifié et dégrade davantage la qualité des soins, conduisant les populations rurales à se détourner des structures de santé publique au profit de solutions alternatives (médecine traditionnelle, automédication, déplacement vers les villes).

La pénurie en ressources humaines : un déficit chronique

Le troisième obstacle à l'accès aux soins réside dans l'insuffisance quantitative et qualitative des ressources humaines en santé. Les données disponibles pour la période 2010-2016 révèlent un déficit chronique en personnel de santé.

En 2010, la Côte d'Ivoire compte un médecin pour 6 830 habitants, ratio qui connaît des fluctuations dans les années suivantes : 1 pour 7 017 en 2011, 1 pour 6 297 en 2012, 1 pour 6 463 en 2013, 1 pour 5 750 en 2014, 1 pour 5 441 en 2015, et 1 pour 5 303 en 2016, soit 1,9 médecin pour 10 000 habitants. En 2019, ce ratio se dégrade légèrement à 1 médecin pour 7 354 habitants, soit 1,4 médecin pour 10 000 habitants. Ces chiffres sont à comparer à la norme de l'Organisation Mondiale de la Santé qui recommande un minimum de 10 médecins pour 100 000 habitants (soit 1 médecin pour 10 000 habitants). La Côte d'Ivoire reste donc en deçà de cette norme, même si les progrès sont notables. En 2018, 43,0% des districts sanitaires avaient atteint la norme OMS, contre 42,2% en 2017.

S'agissant des infirmiers, le ratio s'établit à 1 infirmier pour 2 988 habitants en 2010, puis 1 pour 3 069 en 2011, 1 pour 2 656 en 2012, 1 pour 2 726 en 2013, 1 pour 2 161 en 2014, 1 pour 2 022 en 2015, et 1 pour 1 932 en 2016, soit 5,2 infirmiers pour 10 000 habitants. En 2019, le ratio s'établit à 1 infirmier pour 2 202 habitants, soit 4,5 infirmiers pour 10 000 habitants. La norme OMS recommande 1 infirmier pour 5 000 habitants ; sur ce critère, la situation est donc plus favorable, avec 93,0% des districts sanitaires ayant atteint la norme en 2018.

Pour les sages-femmes, l'évolution est positive : de 1 sage-femme pour 2 125 femmes en âge de procréer (FAP) en 2010, le ratio passe à 1 pour 995 en 2016, dépassant largement la norme OMS de 1 sage-femme pour 3 000 FAP.

En 2019, le ratio s'établit à 1 sage-femme pour 1 104 FAP. Cette amélioration témoigne d'un effort particulier de recrutement dans le domaine de la santé maternelle et infantile.

Globalement, la densité des professionnels de santé (médecins, infirmiers, sages-femmes) s'établit à 5 professionnels pour 10 000 habitants en 2016, passant à 8 professionnels pour 10 000 habitants en 2019. Ces chiffres restent très inférieurs à la norme OMS de 23 professionnels pour 10 000 habitants. La répartition géographique de ces ressources humaines est, de surcroît, très inégale : en 2019, 50% des régions sanitaires sont au-dessus de la valeur nationale, mais aucune région n'a atteint la norme recommandée. Les régions sanitaires les mieux dotées sont le Sud Comoé (7,9 professionnels pour 10 000 habitants) et Abidjan, tandis que les moins bien dotées comme le Gbôklè-Nawa-San-Pedro ne comptent que 3,1 professionnels pour 10 000 habitants.

Cette pénurie en ressources humaines s'explique par plusieurs facteurs : capacités limitées des écoles de formation (facultés de médecine, écoles d'infirmiers), émigration de professionnels de santé vers les pays développés, faible attractivité de la profession en raison des conditions de travail et des rémunérations, vieillissement du personnel en place sans renouvellement suffisant. Le gouvernement a procédé à des recrutements massifs dans le secteur de la santé à partir de 2012, faisant passer les effectifs totaux de 19 993 professionnels en 2012 à 31 445 en 2019, soit une augmentation de 57% en sept ans. Malgré cet effort notable, les besoins restent considérables.

1.1.2. L'exclusion de la majorité : un système de santé à deux vitesses

Le cumul des barrières financières, géographiques et humaines engendre un système de santé profondément inégalitaire, où l'accès aux soins de qualité dépend avant tout de la capacité économique et du lieu de résidence. Ce système à deux vitesses peut être décrit comme suit.

D'un côté, une minorité privilégiée, composée principalement des cadres de la fonction publique, des salariés des grandes entreprises privées et des classes aisées urbaines, bénéficie d'une couverture maladie partielle ou totale via des assurances privées ou des dispositifs professionnels. Cette population accède aux soins dans les cliniques privées d'Abidjan, équipées de matériel moderne et staffées de médecins qualifiés, ou dans les CHU où les plateaux techniques permettent des interventions complexes. Pour cette minorité, la maladie ne constitue pas une menace existentielle sur le plan financier, même si les restes à charge peuvent être élevés.

De l'autre côté, l'immense majorité de la population – travailleurs du secteur informel (93,6% des emplois selon l'ENSESI 2016), paysans, petits commerçants, artisans, ménages en situation de précarité – se trouve exclue de toute forme de protection sociale. Pour ces citoyens, la maladie représente une catastrophe potentielle. Face à un problème de santé, plusieurs stratégies sont adoptées, toutes sous-optimales du point de vue de la santé publique.

La première stratégie est l'automédication, facilitée par la disponibilité de médicaments en vente libre dans les pharmacies par terre (marchés informels de médicaments, souvent de qualité douteuse) et par la faiblesse des contrôles. Cette pratique expose à des risques majeurs : erreur de diagnostic, posologie inadaptée, interactions médicamenteuses dangereuses, résistance aux antibiotiques due à un usage inapproprié, intoxications.

La deuxième stratégie est le recours à la médecine traditionnelle. Celle-ci joue un rôle important dans le système de soins ivoirien, particulièrement en milieu rural où elle constitue souvent le premier, voire le seul recours accessible. Les tradipraticiens jouissent d'une légitimité sociale et culturelle forte, et leurs prestations sont généralement moins coûteuses que celles du système de santé moderne. Cependant, si la médecine traditionnelle peut être efficace pour certaines affections bénignes et joue un rôle important dans la prise en charge psycho-sociale, elle montre ses limites face aux pathologies lourdes (traumatismes graves, complications obstétricales, maladies chroniques) qui nécessitent des interventions biomédicales.

La troisième stratégie, la plus dramatique, est le renoncement pur et simple aux soins. Face à l'impossibilité de réunir les fonds nécessaires pour consulter et acheter les médicaments prescrits, de nombreux Ivoiriens ne se soignent tout simplement pas, espérant que le problème se réglera de lui-même. Ce renoncement a des conséquences désastreuses : évolution vers des formes graves de pathologies qui auraient pu être traitées précocement à moindre coût, complications évitables, décès prématurés.

1.1.3. Les conséquences : indicateurs de santé alarmants

Les dysfonctionnements du système de financement de la santé se traduisent par des indicateurs de santé préoccupants au début des années 2010.

Mortalité maternelle : un fléau persistant

La mortalité maternelle constitue l'un des principaux défis de santé publique en Côte d'Ivoire. En 2011, le ratio de mortalité maternelle s'établit à 543 décès pour 100 000 naissances vivantes selon les estimations du Ministère de la Santé et de l'Hygiène Publique. L'Enquête Démographique et de Santé de Côte d'Ivoire (EDS-CI) de 2018 estime le ratio à 522 décès pour 100 000 naissances vivantes. Bien qu'une amélioration soit enregistrée dans l'EDS-CI de 2021 avec un ratio de 385 décès pour 100 000 naissances vivantes (soit une réduction de 29% en trois ans), ce niveau reste très élevé, très loin de l'objectif mondial de 140 décès pour 100 000 naissances vivantes fixé pour 2030 dans le cadre des Objectifs de Développement Durable.

Les principales causes de mortalité maternelle en Côte d'Ivoire sont les hémorragies du post-partum, les complications de l'hypertension artérielle (éclampsie et pré-éclampsie), et les avortements pratiqués dans des conditions dangereuses. Ces décès sont en grande partie évitables avec une prise en charge obstétricale adéquate : consultations prénatales régulières permettant de dépister les grossesses à risque, accouchement assisté par du personnel qualifié, disponibilité de soins obstétricaux d'urgence en cas de complications (transfusion sanguine, césarienne en urgence, traitement de l'éclampsie).

Or, les données montrent que l'accès aux soins maternels reste insuffisant. En 2011, seulement 69,22% des accouchements sont assistés par du personnel qualifié à l'échelle nationale. Ce taux s'améliore considérablement dans les années suivantes : selon l'EDS-CI 2021, 95% des femmes reçoivent des soins prénatals dispensés par un prestataire de santé qualifié. Toutefois, des disparités géographiques persistent, particulièrement en milieu rural où l'éloignement des structures de santé, le coût des soins et les pesanteurs socioculturelles limitent le recours aux services de santé maternelle.

Mortalité infantile et néonatale : des progrès mais des défis persistants

La mortalité infantile (enfants de moins de 5 ans) et la mortalité néonatale (enfants de moins de 28 jours) constituent également des indicateurs préoccupants. Selon l'enquête MICS (Multiple Indicator Cluster Survey) de 2016, la mortalité néonatale s'établit à 33 pour 1 000 naissances vivantes. L'EDS-CI 2021 enregistre une légère amélioration avec 30 pour 1 000 naissances vivantes. La mortalité infantile (moins de 5 ans) s'élève à 60 pour 1 000 naissances vivantes en 2016 selon MICS.

Ces taux élevés reflètent les lacunes dans la qualité des soins périnatals, l'accès limité aux structures de santé, et la prise en charge insuffisante des complications obstétricales et néonatales. Les principales causes de mortalité néonatale sont les infections néonatales (sepsis, méningite, pneumonie), l'asphyxie à la naissance, les complications liées à la prématurité, et les malformations congénitales. Beaucoup de ces décès pourraient être évités avec des interventions simples et peu coûteuses : hygiène adéquate lors de l'accouchement, réanimation néonatale de base, allaitement maternel précoce et exclusif, vaccination, supplémentation en vitamine A.

VIH/SIDA, paludisme et maladies transmissibles

La Côte d'Ivoire demeure l'un des pays les plus touchés par le VIH/SIDA en Afrique de l'Ouest. En 2011, la prévalence du VIH dans la population générale s'établit à 3,83%. Le Programme National de Lutte contre le Sida

(PNLS) fait partie des trois programmes clés financés par le Fonds Mondial en Côte d'Ivoire, aux côtés du Programme National de Lutte contre le Paludisme (PNLP) et du Programme National de Lutte contre la Tuberculose (PNLT).

Le paludisme demeure un problème majeur de santé publique. En 2011, l'incidence du paludisme s'établit à 116 cas pour 1 000 habitants dans la population générale. Des progrès ont été enregistrés dans les années suivantes : le taux d'incidence en routine est passé de 250 points en 2017 à 235 points en 2021, et le taux de mortalité palustre a chuté de 2,2 points en 2017 à 0,8 points en 2021. Ces améliorations résultent d'interventions intensifiées de prévention (distribution massive de moustiquaires imprégnées d'insecticide) et de traitement (accès facilité aux combinaisons thérapeutiques à base d'artémisinine).

Taux de recours aux services de santé : un délaissement massif

Le faible taux de recours aux services de santé publique constitue un indicateur synthétique de la défiance de la population envers le système de santé. Avant la CMU, selon les données MICS 2006 et de la Direction de l'Information, de la Planification et de l'Évaluation (DIPE), environ 20% seulement de la population a recours aux services de santé publique, l'un des taux les plus bas de la sous-région ouest-africaine.

Ce faible taux s'explique par la combinaison des facteurs précédemment évoqués : coût élevé des soins, éloignement géographique des structures de santé, qualité perçue médiocre des services (longues attentes, ruptures de médicaments, personnel parfois peu accueillant), préférence pour des alternatives (médecine traditionnelle, automédication). Une amélioration est constatée après le lancement de la CMU : selon les Annuaires des Statistiques Sanitaires, le taux de fréquentation des services de santé atteint 63,37% en 2019 et 51,36% en 2020.

1.1.4. Les défis de gestion : tensions multiples

Au-delà des indicateurs épidémiologiques, le système de santé ivoirien fait face à des défis de gestion considérables qui affectent sa capacité à délivrer des services de qualité.

Tensions sur les ressources financières

Le sous-financement chronique du secteur de la santé limite les capacités d'investissement et de fonctionnement. Le budget de la santé ne représente que 5,4% des dépenses publiques en 2018, très en deçà de la norme de 15% de la Déclaration d'Abuja. Ce sous-financement se traduit par des pénuries récurrentes de médicaments essentiels dans les structures publiques, obligeant les patients à les acheter dans le secteur privé à des prix souvent prohibitifs.

Le modèle de financement par le recouvrement des coûts (Initiative de Bamako) a montré ses limites : les recettes collectées au niveau des formations sanitaires, bien qu'elles permettent de couvrir une partie des coûts de fonctionnement, sont insuffisantes pour assurer un service de qualité et conduisent à une discrimination financière contre les populations pauvres.

Tensions sur les ressources matérielles

Le plateau technique des établissements de santé, particulièrement en milieu rural et dans les hôpitaux de niveau secondaire (Centres Hospitaliers Régionaux), souffre d'un déficit d'équipements. Selon l'enquête HHFA (Harmonized Health Facility Assessment) de 2025, qui a visité 1 113 établissements (940 ESPC et 173 établissements hospitaliers) dans les 33 régions sanitaires, le nombre moyen de lits dans les hôpitaux s'établit à 52 lits dans l'ensemble du pays, avec de fortes disparités régionales : les régions les mieux dotées sont La Mé et Abidjan 2 (96 lits), Grands Ponts (82), Tonkpi (74), tandis que les régions les moins bien équipées comme Folon (8), Gbôklè (18), Bounkani (20) présentent des capacités d'accueil très limitées.

Par type d'établissement, les Hôpitaux Généraux (HG) disposent en moyenne de 44 lits (norme nationale : 50), les Centres Hospitaliers Régionaux (CHR) de 106 lits (norme : 150), les Centres Hospitaliers Universitaires (CHU) de 322 lits, les cliniques privées de 17 lits (norme : 15 à 60), et les polycliniques de 105 lits (supérieur à 60). Ces écarts entre les dotations réelles et les normes nationales révèlent un sous-équipement structurel.

Tensions sur les ressources humaines

Comme évoqué précédemment, la pénurie en personnel qualifié constitue un goulot d'étranglement majeur. La concentration des professionnels de santé dans les zones urbaines, particulièrement à Abidjan, laisse les zones rurales et certaines régions défavorisées dans une situation critique. Des spécialités essentielles comme l'anesthésie et la chirurgie sont fortement concentrées : en 2019, les régions sanitaires d'Abidjan 1 (31 anesthésistes et 79 chirurgiens), Abidjan 2 (52 anesthésistes et 152 chirurgiens) et de Gbêkê (11 anesthésistes et 80 chirurgiens) concentrent l'essentiel de ces ressources, laissant de nombreuses régions dépourvues de capacités chirurgicales adéquates.

1.1.5. Impact sur l'espérance de vie et la productivité économique nationale

Les défaillances du système de santé ont des répercussions qui dépassent le seul champ sanitaire. Elles affectent l'espérance de vie de la population, le développement du capital humain, et la productivité économique du pays.

Une population en mauvaise santé est moins productive : l'absentéisme pour cause de maladie, la perte de journées de travail pour soigner un proche, l'invalidité prématurée résultant de pathologies mal prises en charge, autant de facteurs qui réduisent le potentiel productif de l'économie. Les dépenses catastrophiques de santé appauvrissent les ménages et limitent leur capacité d'investissement dans l'éducation des enfants ou dans des activités génératrices de revenus.

Les économistes de la santé ont démontré l'existence d'un lien fort entre l'état de santé d'une population et son niveau de développement économique. Les pays qui ont investi massivement dans la santé et l'éducation ont enregistré des taux de croissance économique supérieurs à long terme. À l'inverse, les pays qui négligent la santé de leur population se privent d'un levier essentiel de développement. La Côte d'Ivoire, avec ses ambitions d'émergence économique, ne pouvait faire l'économie d'une réforme profonde de son système de financement de la santé.

1.2. Limites et insuffisances des modèles actuels

Au-delà du constat global de précarité sanitaire, il convient d'analyser plus finement les dispositifs de couverture maladie existant en Côte d'Ivoire avant l'instauration de la CMU. Ces dispositifs, bien qu'ils aient joué un rôle non négligeable pour les populations qu'ils couvraient, présentaient des limites structurelles qui les rendaient inaptes à répondre à l'objectif de couverture universelle.

1.2.1 L'échec des solutions fragmentées

Les assurances privées : une couverture élitiste

Le marché des assurances en Côte d'Ivoire, bien que leader dans la zone CIMA (Conférence Interafricaine des Marchés d'Assurances) regroupant 14 pays d'Afrique francophone, ne contribue que de manière marginale à la couverture santé de la population.

En 2011, la Côte d'Ivoire affiche une densité de l'assurance de 8 040 FCFA par habitant (prime moyenne), supérieure à celle du Cameroun (6 588 FCFA) et comparable à celle du Sénégal (7 265 FCFA). Le chiffre d'affaires du secteur des assurances progresse de 12,07% entre 2009 et 2010, atteignant 192,8 milliards FCFA en 2010. En 2014, selon différentes sources, le chiffre d'affaires se situe entre 110,5 milliards FCFA (données FANAF 2010-2014) et 254,7 milliards FCFA avec une progression de 8,1% (Financial Afrik).

La branche Accidents & Maladie représente 23% du marché total en 2014, se positionnant comme la deuxième branche après l'automobile. Cependant, ces chiffres globaux masquent une réalité : la couverture maladie privée reste l'apanage d'une minorité aisée et urbaine.

Les produits d'assurance maladie proposés par les compagnies privées ciblent principalement trois segments de clientèle. Premièrement, les grandes entreprises du secteur formel qui souscrivent des contrats collectifs pour leurs salariés dans le cadre de leur politique sociale.

Deuxièmement, les cadres supérieurs et professions libérales (médecins, avocats, ingénieurs) qui contractent des assurances individuelles pour eux-mêmes et leur famille. Troisièmement, les expatriés et le personnel des organisations internationales qui bénéficient souvent de couvertures santé internationales.

Les primes d'assurance maladie privée sont élevées, hors de portée de la majorité de la population. Les contrats prévoient généralement des plafonds de remboursement annuels, des exclusions (maladies préexistantes, certaines pathologies), des délais de carence, et des franchises. Les assureurs pratiquent une sélection des risques : les personnes âgées, les malades chroniques, ou celles présentant des facteurs de risque élevés se voient proposer des primes majorées ou sont purement et simplement refusées.

Cette logique actuarielle classique, qui vise à maximiser la rentabilité en ne couvrant que les bons risques, est l'antithèse de l'approche universaliste qui sous-tend la CMU. Les assurances privées, de par leur nature même, ne peuvent constituer le véhicule d'une couverture universelle : elles excluent les pauvres (incapables de payer les primes), les personnes âgées et les malades chroniques (risques élevés), et les travailleurs du secteur informel (revenus irréguliers, absence de cadre institutionnel pour le prélèvement des primes).

Le nombre exact de compagnies d'assurances proposant des produits d'assurance maladie en Côte d'Ivoire avant 2014, ainsi que le nombre total de bénéficiaires couverts par ces assurances privées, ne sont pas disponibles dans les sources consultées. Toutefois, le constat général est sans appel : les assurances maladie privées ne couvrent qu'une infime fraction de la population ivoirienne, probablement moins de 3 à 5% si l'on exclut les dispositifs professionnels réservés aux fonctionnaires.

Les mutuelles communautaires : une mutualisation insuffisante des risques

Le mouvement mutualiste de santé existe en Côte d'Ivoire depuis les années 1990. Ces mutuelles de santé communautaires (Community-Based Health Insurance - CBHI) fonctionnent sur le principe de la solidarité locale : les membres d'une communauté (village, quartier, groupement professionnel) cotisent à une caisse commune qui prend en charge tout ou partie des frais de santé de ses adhérents.

Ces mutuelles présentent des tailles très variables, allant de petites structures de moins de 1 000 adhérents à de grandes mutuelles dépassant 200 000 adhérents. Leur reconnaissance institutionnelle témoigne de leur importance : le développement du mouvement mutualiste a attiré l'attention des autorités nationales et de la Commission de l'Union Économique et Monétaire Ouest-Africaine (UEMOA) qui reconnaissent le rôle prépondérant joué par ces mutuelles dans la politique d'accessibilité des populations aux soins de santé.

Le nombre exact de mutuelles de santé fonctionnelles en Côte d'Ivoire avant 2014, leur nombre d'adhérents total, leur répartition géographique et leur niveau de couverture effective ne sont malheureusement pas disponibles dans les sources consultées. Cependant, des données de transition sont disponibles : parmi les 2 979 469 bénéficiaires enrôlés à la CMU au 31 décembre 2019, 1 414 330 (soit 47,5%) n'avaient jamais bénéficié de couverture maladie antérieurement, tandis que 82 530 bénéficiaires de mutuelles ont été intégrés à la CMU. Ces chiffres suggèrent que les mutuelles communautaires, bien qu'importantes, ne couvraient qu'une fraction limitée de la population.

Les mutuelles communautaires souffrent de plusieurs limites structurelles qui restreignent leur efficacité et leur portée.

La première limite est la **faible mutualisation des risques**. Dans une petite mutuelle regroupant quelques centaines ou quelques milliers d'adhérents issus d'une même communauté locale, le pool de risques est restreint. Si plusieurs membres tombent gravement malades simultanément, la caisse peut se retrouver rapidement épuisée. Cette vulnérabilité financière explique pourquoi de nombreuses mutuelles imposent des plafonds de remboursement bas, excluent certaines pathologies coûteuses, ou instaurent des délais de carence longs pour éviter l'adhésion opportuniste de personnes déjà malades (sélection adverse).

La deuxième limite est la fragmentation. La multiplicité de mutuelles indépendantes, chacune avec ses propres règles, ses propres tarifs, son propre panier de soins, crée une complexité administrative et empêche les économies d'échelle. Cette fragmentation limite également la capacité de négociation avec les prestataires de soins : une petite mutuelle n'a pas le même pouvoir de négociation tarifaire qu'un assureur national représentant des millions d'assurés.

La troisième limite est la viabilité financière précaire. Les mutuelles communautaires, gérées souvent de manière bénévole par des membres de la communauté avec des compétences techniques limitées en actuariat et en gestion financière, peuvent rencontrer des difficultés de trésorerie, des retards dans le remboursement des prestataires, voire des faillites. L'absence de supervision technique et de régulation par une autorité compétente aggrave ces risques.

La quatrième limite est la couverture géographique inégale. Les mutuelles se développent plus facilement dans les zones où existe déjà un certain niveau d'organisation sociale (associations paysannes, coopératives, groupements féminins) et un minimum de capacités de gestion. Les zones les plus pauvres et les plus enclavées, qui auraient le plus besoin de mécanismes de protection sociale, sont souvent celles où les mutuelles sont absentes ou fonctionnent le moins bien.

Les expériences d'autres pays africains éclairent ces limites. Au Sénégal, où le système CMU repose sur 655 mutuelles de santé fonctionnelles (données 2019) avec un taux d'adhésion de 42%, des problèmes majeurs de viabilité financière sont constatés, avec des retards de paiement des subventions de l'État qui mettent en difficulté les mutuelles et créent des barrières à l'accès aux soins. Une évaluation conduite en 2023 avec le gouvernement sénégalais recommande de passer du modèle CBHI à un modèle d'assurance publique (Public Health Insurance), reconnaissant les limites intrinsèques du système mutualiste fragmenté.

1.2.2. Les pièges de la tarification actuelle

Au-delà des dispositifs de couverture, c'est le mode de tarification des soins dans le système public qui pose problème. Ce mode de tarification, hérité de l'Initiative de Bamako, repose sur trois éléments qui se révèlent problématiques pour l'accès équitable aux soins.

La dominance inflationniste du paiement à l'acte

Le paiement à l'acte constitue le mode de rémunération dominant dans le système de santé ivoirien avant la CMU.

Dans ce système, les prestataires de soins (médecins, infirmiers, établissements) sont rémunérés pour chaque acte médical, consultation, examen ou intervention qu'ils réalisent. Le paiement est effectué après délivrance du service.

Ce mode de rémunération présente des avantages : simplicité de mise en œuvre et de compréhension, incitation à la productivité des prestataires, flexibilité pour les patients qui peuvent choisir librement leurs prestataires. Cependant, il comporte aussi des inconvénients majeurs.

Le premier inconvénient est le risque de surconsommation médicale. Dans un système de paiement à l'acte, le prestataire a un intérêt financier à multiplier les actes : prescrire des examens complémentaires pas toujours nécessaires, prolonger les hospitalisations, réaliser des actes techniques rémunérateurs. Ce phénomène, bien documenté dans la littérature économique de la santé sous le terme d'« induction de la demande par l'offre » (supplier-induced demand), conduit à une inflation des coûts de santé.

Le deuxième inconvénient est la difficulté de maîtrise des dépenses pour l'assureur ou l'État. Contrairement à un système de capitation (rémunération forfaitaire par patient inscrit) ou de budget global (enveloppe annuelle fixe pour un établissement), le paiement à l'acte rend imprévisible le montant total des dépenses, qui dépend du volume d'actes réalisés.

Le troisième inconvénient est la complexité administrative. Chaque acte doit être facturé individuellement, vérifié, contrôlé pour détecter d'éventuelles fraudes ou surfacturations. Cette lourdeur administrative génère des coûts de gestion élevés et des délais de remboursement.

Malgré ces inconvénients, le système CMU a choisi de maintenir partiellement le paiement à l'acte, mais en l'encadrant par des tarifs négociés avec les prestataires, par un ticket modérateur responsabilisant l'assuré, et par des mécanismes de contrôle et d'audit. Ce choix pragmatique vise à préserver les incitations à la qualité et à la productivité tout en maîtrisant mieux les dépenses qu'auparavant.

Un panier de soins limité et des plafonds restrictifs

Avant la CMU, les rares dispositifs de couverture maladie existants (assurances privées, mutuelles) proposaient des paniers de soins limités, c'est-à-dire des listes restrictives d'actes et de médicaments pris en charge. Les pathologies chroniques coûteuses (diabète, hypertension, insuffisance rénale nécessitant une dialyse, cancers) étaient souvent exclues ou plafonnées à des niveaux insuffisants pour couvrir réellement les besoins.

Les plafonds de remboursement annuels, typiquement de l'ordre de quelques centaines de milliers à quelques millions de FCFA, pouvaient être rapidement atteints en cas de maladie grave nécessitant une hospitalisation prolongée ou une intervention chirurgicale lourde. Une fois le plafond atteint, l'assuré devait assumer seul les frais supplémentaires, se retrouvant dans une situation comparable à celle d'une personne non assurée.

Cette limitation du panier de soins et des plafonds s'explique par la nécessité pour les assureurs privés et les mutuelles de maintenir leur équilibre financier avec des ressources limitées. Mais elle contredit l'objectif de protection contre les dépenses catastrophiques : c'est précisément dans les situations de maladie grave et coûteuse que la solidarité collective devrait jouer pleinement.

Un ticket modérateur prohibitif pour les ménages modestes

Le ticket modérateur, c'est-à-dire la part des frais de santé qui reste à la charge de l'assuré après remboursement par l'assurance ou la mutuelle, constitue un outil de régulation de la demande de soins. En obligeant l'assuré à contribuer financièrement, même partiellement, on vise à responsabiliser les usagers et à éviter la surconsommation de soins (aléa moral du côté des patients).

Cependant, avant la CMU, les tickets modérateurs pratiqués par les assurances privées et certaines mutuelles étaient souvent élevés, de l'ordre de 30% à 50% des frais réels, voire davantage pour certains actes. Pour un ménage modeste, même un ticket modérateur de 30% peut représenter une barrière financière significative. Si une hospitalisation coûte 200 000 FCFA et que l'assuré doit payer 60 000 FCFA de sa poche (30%), cette somme peut être hors de portée pour une famille dont le revenu mensuel est de 50 000 ou 100 000 FCFA.

La CMU a repris le principe du ticket modérateur (30% pour le Régime Général de Base), mais en l'appliquant à des tarifs négociés bien inférieurs aux tarifs de marché, ce qui rend le reste à charge effectif beaucoup plus supportable. De plus, pour les indigents du Régime d'Assistance Médicale, le ticket modérateur est totalement supprimé (couverture à 100%), reconnaissant que pour les plus pauvres, même un reste à charge minime constitue une barrière inacceptable.

1.2.3. De la nécessaire évolution transformationnelle de la politique de recouvrement des coûts des actes de santé : de l'initiative de Bamako à la mutualisation du risque maladie

Les insuffisances des modèles actuels de financement de la santé en Côte d'Ivoire ne peuvent être pleinement comprises sans remonter à l'histoire récente de la politique de recouvrement des coûts, pratiquée dès les années 1980 et généralisée à partir de 1994 sous l'égide de l'Initiative de Bamako. Cette politique, censée améliorer l'accessibilité aux soins en rendant les services de santé financièrement autonomes, s'est finalement révélée un obstacle majeur à l'équité sanitaire et a préparé le terrain à la nécessité d'un changement de paradigme radical incarné par la CMU.

a) Genèse : les années 1980 et la crise du financement public de la santé

Au lendemain des indépendances, la Côte d'Ivoire avait adopté, comme de nombreux pays africains, un modèle de santé publique inspiré du système colonial : gratuité des soins dans les établissements publics, financée intégralement par le budget de l'État. Ce modèle beveridgien ambitieux reposait sur l'hypothèse d'une croissance économique continue permettant à l'État de financer l'expansion du système de santé au rythme de la croissance démographique et des besoins sanitaires.

Or, dès les années 1970, et de manière aiguë dans les années 1980, cette hypothèse s'est effondrée. La crise économique mondiale, la chute des cours des matières premières (cacao, café), l'endettement croissant, et les programmes d'ajustement structurel imposés par les institutions financières internationales ont contraint les États africains, dont la Côte d'Ivoire, à réduire drastiquement leurs dépenses publiques. Le secteur de la santé, considéré comme non prioritaire par rapport aux fonctions régaliennes (sécurité, justice, administration), a subi des coupes budgétaires sévères.

Face à cette contraction des ressources publiques, les Centres Hospitaliers Universitaires (CHU) de Cocody, Treichville et Yopougon à Abidjan ont commencé, dès les années 1980, à pratiquer de manière informelle, puis de plus en plus systématique, le recouvrement des coûts : les patients étaient tenus de payer une partie des frais de soins, d'examens, de médicaments, et d'hospitalisation. Cette pratique, initialement marginale et peu encadrée, visait à compenser l'insuffisance des dotations budgétaires de l'État et à maintenir un niveau minimal de fonctionnement des établissements.

Ce glissement du financement public vers le paiement direct par les usagers ne relevait pas d'une doctrine cohérente, mais d'une adaptation pragmatique et désordonnée à une contrainte budgétaire insupportable. Les tarifs n'étaient pas standardisés, les exemptions pour les indigents rarement appliquées, et la transparence souvent défaillante. Néanmoins, cette pratique préfigurait ce qui allait devenir, à partir de 1987, une politique officielle et généralisée.

b) Fondements juridiques, mise en œuvre et ambitions de la politique de recouvrement des coûts des actes de santé

L'institutionnalisation du recouvrement des coûts en Côte d'Ivoire ne s'est pas faite *ex nihilo* ; elle s'est appuyée sur un cadre conceptuel international, l'Initiative de Bamako, et sur un dispositif réglementaire national précis visant à pérenniser le financement du système de santé.

Fondements juridiques et réglementaires

Si l'Initiative de Bamako, lancée en 1987 par l'OMS et l'UNICEF, a fourni le cadre doctrinal international pour la relance des soins de santé primaires, c'est un corpus juridique national spécifique qui a ancré cette politique dans le droit ivoirien. La généralisation du recouvrement des coûts repose principalement sur le Décret n° 94-302 du 1er juin 1994 fixant les modalités de recouvrement de la redevance perçue auprès des usagers des établissements sanitaires publics.

Ce texte fondateur, complété par divers arrêtés ministériels (notamment l'Arrêté n° 146 MSPAS du 14 juin 1994), a légalisé la facturation des actes médicaux et paramédicaux dans le secteur public. Il a établi le principe selon lequel l'usager doit s'acquitter d'une "redevance" (ticket modérateur ou coût complet selon les cas) pour accéder aux soins curatifs, aux examens de laboratoire et aux hospitalisations. Ce cadre juridique a marqué une rupture officielle avec le principe de gratuité, transformant l'usager-patient en usager-payeur.

Mise en œuvre opérationnelle : Régies, COGES et médicament

La mise en œuvre de cette politique s'est articulée autour de trois mécanismes de gestion censés garantir l'efficacité et la transparence :

1. **L'autonomie de gestion financière :** Le décret de 1994 a autorisé les formations sanitaires à recouvrer directement des recettes et à les gérer localement via des régies de recettes et d'avances. Ces fonds propres devaient servir

prioritairement à l'amélioration du fonctionnement courant (achat de petits équipements, entretien **communautaire**) et à l'intéressement du personnel, créant ainsi une incitation à la performance.

2. **La participation:** Conformément aux principes de Bamako, des Comités de Gestion (COGES) ont été institués. Composés de représentants des populations et du personnel de santé, ces organes avaient pour mandat de cogérer les ressources générées, d'assurer le contrôle citoyen et de définir les priorités d'investissement locales.

3. **Le système de recouvrement par le médicament :** La vente de médicaments essentiels génériques (MEG) constituait le pivot économique du système. Les marges dégagées sur la vente de ces médicaments devaient permettre de financer le réapprovisionnement continu (fonds de roulement) et de subventionner les activités préventives non lucratives.

Ambitions initiales : pérennité et qualité

L'ambition affichée par les promoteurs de cette politique n'était pas de limiter l'accès aux soins, mais au contraire de le sauver face à la faillite de l'État. Les objectifs officiels visaient à :

- **Garantir la disponibilité des soins :** En générant des ressources propres, les centres de santé devaient mettre fin aux ruptures de stock chroniques de médicaments et de consommables.
- Améliorer la qualité de l'accueil et du fonctionnement général de la structure de santé :

Les recettes devaient permettre de rénover les locaux et de motiver le personnel.

- **Assurer l'équité par la péréquation :** Théoriquement, les recettes tirées des soins curatifs et de la vente de médicaments aux usagers solvables devaient permettre de financer, par solidarité interne, la gratuité pour les indigents et les soins maternels et infantiles.

C'est à l'aune de ces ambitions juridiques et techniques qu'il convient de lire le bilan critique de cette période.

c) Bilan critique : un échec en termes d'équité et d'accessibilité

Le bilan de l'Initiative de Bamako en Côte d'Ivoire, après seize années de mise en œuvre (1994-2010), s'avère profondément mitigé. Si l'on peut reconnaître certains effets positifs en termes d'efficacité (amélioration de la disponibilité des médicaments essentiels dans certaines structures, augmentation des recettes permettant de couvrir une partie des coûts de fonctionnement, amélioration ponctuelle de la qualité des soins dans certaines zones), les résultats en termes d'équité et d'accessibilité sont, en revanche, nettement négatifs.

Le constat le plus accablant concerne la barrière financière accrue pour les populations pauvres. Le paiement direct des soins a constitué un obstacle majeur à l'accès aux soins pour les ménages à faibles revenus. Dans un contexte où près de la moitié de la population vivait en dessous du seuil de pauvreté et où le secteur informel (aux revenus irréguliers et faibles) dominait largement l'économie, exiger des paiements au moment du recours aux soins revenait de facto à exclure une grande partie de la population du système de santé moderne.

Les données parlent d'elles-mêmes : avant l'instauration de la CMU, le taux de recours aux services de santé publique stagnait autour de 20%, l'un des taux les plus bas de la sous-région ouest-africaine. Cela signifie que huit Ivoiriens sur dix n'utilisaient pas les structures de santé publiques lorsqu'ils étaient malades, préférant soit recourir à la médecine traditionnelle et à l'automédication, soit tout simplement ne rien faire et supporter la maladie. En 2013, juste avant l'adoption de la loi instituant la CMU, 51% des dépenses totales de santé étaient supportées directement par les ménages sous forme de paiements directs (out-of-pocket), et 2,4% des ménages ivoiriens faisaient face à des dépenses catastrophiques de santé (dépenses de santé représentant plus de 10% de leurs revenus ou de leur consommation).

L'analyse approfondie de l'Initiative de Bamako révèle que l'aspect équitable a été négligé, et que les interventions des acteurs se sont concentrées sur l'atteinte de l'efficacité (disponibilité des médicaments, autonomie financière des structures) au détriment de l'équité (accessibilité pour tous, protection des plus vulnérables). Les surplus dégagés de la vente des médicaments devaient théoriquement financer les soins maternels et infantiles ainsi que l'accès gratuit pour les indigents, mais ces dispositions n'ont pas été respectées. Dans les faits, peu d'indigents bénéficiaient effectivement d'exemptions de paiement, les mécanismes de ciblage étant inexistants ou très défaillants, et la gratuité des soins maternels et infantiles restait largement théorique.

Un autre effet pervers de l'Initiative de Bamako a été la sous dotation budgétaire des dépenses de santé : dans de nombreux pays, dont la Côte d'Ivoire, le recouvrement des coûts a servi de prétexte aux gouvernements pour ne pas respecter leurs engagements budgétaires envers la santé. Puisque les formations sanitaires généraient leurs propres revenus, l'État pouvait réduire ses dotations budgétaires.

Ainsi, avant la CMU, moins de 1% des recettes fiscales étaient affectées à la santé, et le budget de la santé ne représentait qu'environ 5% des dépenses publiques en 2018 (entre 4,5% et 5,5% selon les sources), très loin de la norme de 15% fixée par la Déclaration d'Abuja de 2001

d) De l'échec du recouvrement des coûts à la logique de mutualisation : genèse de la CMU

L'échec de la politique de recouvrement des coûts a progressivement conduit à une prise de conscience, tant au niveau national qu'international : le paiement direct des soins au moment du besoin ne peut constituer un modèle viable et équitable de financement de la santé, particulièrement dans des contextes de pauvreté massive et de prédominance du secteur informel.

Cette prise de conscience s'est nourrie de plusieurs constats convergents :

- **L'imprévisibilité et l'inégale répartition du risque maladie** : La maladie frappe de manière imprévisible et inégale. Certains traversent leur vie en bonne santé, d'autres sont frappés par des pathologies lourdes dès l'enfance. Laisser chacun assumer seul le coût de sa maladie revient à abandonner au hasard biologique la question de savoir qui pourra vivre dignement et qui sombrera dans la misère. La mutualisation des risques, principe fondamental de l'assurance, permet de socialiser ce risque imprévisible.
- **L'inefficacité économique du paiement direct** : Le paiement direct génère des coûts de transaction élevés (négociations au cas par cas, gestion de multiples petits

paiements), décourage le recours précoce aux soins (les populations attendent que la maladie soit grave avant de consulter, augmentant les coûts de traitement), et ne permet aucune économie d'échelle ni pouvoir de négociation face aux prestataires.

- **Les expériences internationales réussies** : Les exemples du Rwanda (système de mutualisation avec ciblage des indigents), du Ghana (National Health Insurance Scheme), et d'autres pays ayant abandonné le recouvrement des coûts au profit de systèmes d'assurance maladie ont démontré qu'une autre voie était possible et préférable.

C'est dans ce contexte de bilan critique de l'Initiative de Bamako que la réflexion sur la Couverture Maladie Universelle a émergé en Côte d'Ivoire au début des années 2010. Les concertations nationales sur la santé et l'action sociale ont débouché sur la décision politique de rompre avec la logique du paiement direct et d'instituer un système de mutualisation des risques combinant un régime contributif (Régime Général de Base) pour ceux ayant une capacité de paiement, et un régime de solidarité financé par l'impôt (Régime d'Assistance Médicale) pour les indigents.

La Loi n°2014-131 du 24 mars 2014 instituant la Couverture Maladie Universelle marque ainsi une rupture de paradigme fondamentale : le passage du paiement direct (out-of-pocket) à la mutualisation des risques, de l'individualisation des dépenses de santé à la solidarité collective, de l'exclusion de la majorité à l'ambition d'universalité. Elle tire les leçons de l'échec de l'Initiative de Bamako en affirmant que la santé n'est pas une marchandise comme les autres, mais un droit social fondamental dont l'accès doit être garanti indépendamment de la capacité de paiement individuelle, et que la protection contre le risque maladie relève d'une responsabilité collective assumée par l'ensemble de la société via la mutualisation obligatoire et le financement public.

1.2.4. Les enseignements pour la CMU

L'analyse des limites des modèles préexistants a permis d'identifier les écueils à éviter dans la conception de la CMU.

Premièrement, la nécessité d'un financement public fort. L'expérience de l'Initiative de Bamako a montré que le recouvrement des coûts auprès des usagers, présenté comme une solution de financement durable, s'est révélé être un piège : il alourdit la charge financière des ménages, exclut les plus pauvres, et peut même servir de prétexte au désengagement de l'État. La CMU a donc été conçue avec un engagement financier massif de l'État : financement du Régime d'Assistance Médicale à hauteur de 85% par les subventions de l'État, investissements dans les infrastructures sanitaires (programme de 348 ESPC), augmentation du budget de la santé.

Deuxièmement, la nécessité d'un mécanisme de mutualisation large. Les assurances privées et les mutuelles communautaires, par leur nature fragmentée et leur pool de risques restreint, ne peuvent assurer une protection efficace contre les dépenses catastrophiques. La CMU repose sur un système d'assurance avec mutualisation des risques à l'échelle nationale : les cotisations du Régime Général de Base alimentent un fonds unique géré par l'IPS-CNAM, permettant une véritable solidarité entre bien-portants et malades, entre jeunes et personnes âgées, entre riches et pauvres.

Troisièmement, la nécessité de protéger les plus vulnérables. Le principe de gratuité pour les indigents, inscrit théoriquement dans l'Initiative de Bamako mais jamais appliqué, a été concrétisé dans la CMU via le Régime d'Assistance Médicale : couverture à 100% (pas de ticket modérateur) pour les personnes reconnues comme indigentes, financée intégralement par l'État et les collectivités territoriales. Cette dimension solidaire fait de la CMU non pas seulement un système d'assurance, mais un véritable instrument de justice sociale.

Quatrièmement, la nécessité d'une régulation forte. Contrairement aux mutuelles communautaires qui fonctionnent de manière autonome et dispersée, la CMU est pilotée par une institution publique dotée de pouvoirs de régulation : l'IPS-CNAM. Cette institution centrale garantit l'application uniforme des règles, la maîtrise des coûts via la négociation de tarifs préférentiels avec les prestataires, le contrôle de la qualité des soins, et la lutte contre la fraude.

Les limites et insuffisances des modèles en vigueur avant 2014 ne constituent pas seulement un constat d'échec. Elles représentent aussi un apprentissage collectif qui a nourri la conception de la CMU. C'est en identifiant précisément ce qui ne fonctionnait pas – fragmentation, exclusion des pauvres, sous-financement public, faible mutualisation – que les concepteurs de la réforme ont pu élaborer un système alternatif visant à corriger ces dysfonctionnements structurels.

CHAPITRE 2

RÉPONSES MAJEURES À LA PROBLÉMATIQUE DU FINANCEMENT

Le diagnostic établi au chapitre précédent révèle l'impasse dans laquelle se trouve le système de financement de la santé en Côte d'Ivoire au début des années 2010 : une charge financière insupportable pesant sur les ménages, une exclusion massive de la population de toute forme de protection sociale, des indicateurs de santé alarmants. Face à cette situation, la question n'est plus de savoir s'il faut réformer, mais comment réformer. Ce chapitre présente les grandes options conceptuelles qui s'offrent aux décideurs publics en matière de financement de la santé, en s'appuyant sur l'histoire mondiale de la protection sociale et sur les modalités techniques de paiement et de prise en charge. Cette mise en perspective théorique permet de comprendre les choix opérés dans la conception de la Couverture Maladie Universelle ivoirienne.

2.1. Analyse comparée des grands modèles historiques

L'histoire de la protection sociale dans les pays développés offre deux archétypes de systèmes de financement de la santé : le modèle bismarckien, né en Allemagne à la fin du XIXe siècle, et le modèle beveridgien, élaboré au Royaume-Uni pendant la Seconde

Guerre mondiale. Ces deux modèles, bien que conçus dans des contextes historiques et politiques radicalement différents, continuent d'influencer la conception des systèmes de santé à travers le monde, y compris en Afrique.

2.1.1. Le Modèle Bismarckien : assurances sociales liées au travail

Origines et contexte politique

Le modèle bismarckien tire son nom du Chancelier Otto von Bismarck (1815-1898), figure majeure de l'unification allemande et artisan des premières lois sociales modernes. Dans l'Allemagne des années 1880, en pleine révolution industrielle, le prolétariat ouvrier vit dans des conditions misérables : salaires de misère, journées de travail épuisantes pouvant atteindre 12 à 14 heures, absence de toute protection en cas d'accident du travail, de maladie ou de vieillesse. Cette situation alimente un mécontentement social croissant et favorise la montée des mouvements syndicaux et du Parti Social-Démocrate, d'inspiration marxiste.

Bismarck, conservateur et hostile aux idées socialistes, perçoit néanmoins le danger que représente cette agitation sociale pour la stabilité de l'Empire allemand qu'il vient de fonder. Sa stratégie consiste à juguler les mouvements ouvriers non par la seule répression (lois antisocialistes de 1878), mais aussi par une politique sociale audacieuse visant à améliorer les conditions de vie des travailleurs et à les attacher au régime impérial. En offrant aux ouvriers une protection contre les principaux risques sociaux, Bismarck espère couper l'herbe sous le pied des socialistes et consolider l'autorité de l'État.

Les trois lois sociales fondatrices

Entre 1883 et 1889, trois lois sociales révolutionnaires sont adoptées par le Reichstag (Parlement allemand), posant les fondations du premier système moderne de protection sociale.

La **loi de 1883** instaure l'assurance maladie obligatoire pour les ouvriers de l'industrie. Les cotisations sont partagées entre les employeurs (un tiers) et les salariés (deux tiers), proportionnelles aux salaires. Les prestations comprennent les soins médicaux, les médicaments, et une indemnité journalière en cas d'incapacité de travail. La gestion des caisses d'assurance maladie est confiée aux représentants des salariés et des employeurs, instaurant le principe de cogestion paritaire.

La **loi de 1884** crée l'assurance contre les accidents du travail, entièrement financée par les employeurs. Cette loi reconnaît la responsabilité de l'employeur dans les risques professionnels et instaure un système de réparation automatique, sans que l'ouvrier ait à prouver la faute de l'employeur. C'est une rupture majeure avec le droit commun de la responsabilité civile.

La **loi de 1889** établit l'assurance invalidité et vieillesse, financée par des cotisations partagées entre employeurs, salariés, et une subvention de l'État. Elle garantit une pension aux travailleurs âgés ou devenus invalides, leur permettant de vivre dignement sans dépendre de la charité.

Principes fondamentaux et caractéristiques

Le modèle bismarckien repose sur quatre principes structurants qui le définissent et le distinguent du modèle beveridgien.

Premièrement, l'**ancrage dans le travail salarié**. La protection sociale est liée au statut de travailleur. Ce sont les salariés (et plus tard les travailleurs indépendants intégrés progressivement au système) qui bénéficient de la couverture. Cette logique professionnelle exclut initialement ceux qui ne travaillent pas ou qui travaillent dans des secteurs non couverts.

Deuxièmement, le **financement par cotisations sociales**. Les ressources proviennent de prélèvements obligatoires sur les salaires, partagés entre employeurs et salariés. Ces cotisations sont proportionnelles aux salaires, ce qui institue une forme de solidarité verticale : les hauts salaires contribuent davantage en valeur absolue que les bas salaires, même si le taux est le même.

Troisièmement, la **logique contributive**. Les prestations sont liées aux cotisations versées : celui qui a cotisé davantage et plus longtemps reçoit des prestations plus élevées. Cette proportionnalité entre cotisations et prestations se distingue de la logique universaliste où chacun reçoit la même prestation indépendamment de sa contribution.

Quatrièmement, la **gestion paritaire**. Les caisses d'assurance sociale sont administrées conjointement par les représentants des salariés (syndicats) et des employeurs (patronat). Cette cogestion garantit une certaine autonomie vis-à-vis de l'État et associe les partenaires sociaux à la gestion du système.

Extension et diffusion du modèle

Le modèle bismarckien connaît une extension progressive, à la fois dans son champ d'application (catégories de travailleurs couverts, risques pris en charge) et dans sa diffusion géographique. En Allemagne même, le système s'étend graduellement aux employés, aux artisans, aux agriculteurs. De nouveaux risques sont couverts : le chômage (assurance chômage créée en 1927), les charges de famille.

À l'échelle internationale, le modèle bismarckien inspire de nombreux pays, particulièrement en Europe continentale. La Belgique, les Pays-Bas, la Suisse, l'Autriche adoptent des systèmes largement bismarckiens. La France, avec la création de la Sécurité sociale en 1945, s'inscrit initialement dans cette lignée, même si elle évoluera ultérieurement vers un système hybride.

Limites du modèle bismarckien

Le modèle bismarckien présente cependant une limite structurelle majeure : son ancrage dans le travail salarié formel. Dans les sociétés où le salariat formel couvre la quasi-totalité de la population active, comme c'est le cas dans les pays industrialisés développés, ce modèle peut atteindre une couverture quasi universelle. En revanche, dans les contextes marqués par la prédominance du secteur informel, comme en Côte d'Ivoire où 93,6% des emplois relèvent de l'économie informelle, un modèle purement bismarckien exclurait mécaniquement la majorité de la population.

Les cotisations sociales prélevées à la source sur les salaires formels ne peuvent fonctionner pour des travailleurs indépendants, des commerçants informels, des agriculteurs de subsistance dont les revenus sont irréguliers, faibles et difficilement traçables. D'où la nécessité, dans le contexte africain, de concevoir des systèmes hybrides combinant éléments bismarckiens (pour le secteur formel) et éléments beveridgiens (pour le secteur informel et les indigents).

2.1.2. Le Modèle Beveridgien : système national financé par l'impôt

Origines et contexte de guerre

Le modèle beveridgien doit son nom à William Beveridge (1879-1963), économiste et homme politique britannique, auteur en 1942 d'un rapport qui révolutionnera la conception de la protection sociale. Ce rapport, intitulé « Social Insurance and Allied Services », est rédigé en pleine Seconde Guerre mondiale, à un moment où le Royaume-Uni, bien que résistant victorieusement à l'Allemagne nazie, aspire à un renouveau social une fois la paix revenue.

Beveridge n'est pas un novice en matière de politique sociale. Dès le début du XXe siècle, il a conduit des travaux qui ont contribué à l'adoption, sous le gouvernement libéral, de lois instaurant l'assurance maladie, l'assurance invalidité et l'assurance chômage. Son rapport de 1942 s'inscrit dans cette continuité, mais va beaucoup plus loin en proposant une refonte complète du système de protection sociale britannique.

La critique du système britannique existant

Le Royaume-Uni des années 1940 dispose déjà d'un système d'assurance maladie obligatoire, hérité des réformes libérales du début du siècle. Cependant, Beveridge estime ce système « trop limité avec le système du plafond d'affiliation, trop complexe avec la multitude des caisses et mal coordonné ». La couverture est fragmentée entre de nombreuses caisses professionnelles, avec des règles différentes selon les secteurs. De nombreuses catégories de travailleurs, ainsi que les non-travailleurs, restent exclues. Les prestations sont inégales et insuffisantes.

Beveridge propose une réforme fondée sur la socialisation des coûts à l'échelle nationale et une logique assistancielle plutôt que contributive. Plutôt que des assurances professionnelles fragmentées financées par des cotisations, il préconise un système national unifié financé par l'impôt et couvrant l'ensemble de la population.

Le principe d'universalité : l'apport majeur de Beveridge

Le principal apport de Beveridge à la conception moderne de la protection sociale réside dans le principe d'universalité. Selon ce principe, la protection sociale doit être étendue à tous les citoyens, et non plus seulement aux travailleurs salariés, et elle doit couvrir tous les risques sociaux.

Cette universalité rompt avec la logique bismarckienne qui lie la protection sociale au statut professionnel. Dans le système beveridgien, le droit à la protection découle de la citoyenneté, non du travail. Une personne sans emploi, un enfant, une personne âgée retraitée, tous ont droit à une couverture santé au même titre qu'un travailleur actif.

Financement par l'impôt et prestations uniformes

Le modèle beveridgien se caractérise par un financement via les recettes fiscales de l'État plutôt que par des cotisations sociales assises sur les salaires. Cela permet d'élargir l'assiette de financement à l'ensemble de l'activité économique et des revenus, et non plus seulement aux salaires. L'impôt progressif sur le revenu assure une redistribution verticale : les riches contribuent proportionnellement davantage que les pauvres.

Les prestations sont uniformes, identiques pour tous les citoyens indépendamment de leur niveau de revenu ou de leur contribution fiscale. Cette uniformité contraste avec la logique contributive bismarckienne où les prestations sont proportionnelles aux cotisations. Dans le modèle beveridgien, la solidarité est maximale : chacun contribue selon ses moyens (via l'impôt progressif) et reçoit selon ses besoins.

Le National Health Service : concrétisation institutionnelle

En 1948, le gouvernement travailliste britannique crée le National Health Service (NHS), concrétisation institutionnelle des idées de Beveridge. Le NHS constitue un système de santé public, gratuit au point d'usage (pas de paiement à la consultation), financé par l'impôt, et couvrant l'ensemble de la population résidant au Royaume-Uni. Les médecins généralistes (General Practitioners) sont rémunérés à la capitation (forfait par patient inscrit), tandis que les hôpitaux publics reçoivent des budgets globaux.

Le NHS devient rapidement un symbole national, un acquis social auquel les Britanniques restent profondément attachés. Il inspire de nombreux pays : les pays scandinaves (Suède, Norvège, Danemark), l'Irlande, adoptent des systèmes largement beveridgiens. Les pays en développement, lors de leur accession à l'indépendance, étudient également le modèle beveridgien comme voie possible vers la couverture sanitaire universelle.

Limites et défis du modèle beveridgien

Le modèle beveridgien n'est pas exempt de défis. Le financement par l'impôt rend le système dépendant de la capacité fiscale de l'État. Dans les pays à faible revenu où l'assiette fiscale est étroite et les capacités de collecte limitées, mobiliser des ressources fiscales suffisantes pour financer un système de santé universel constitue un défi majeur.

Par ailleurs, la gratuité au point d'usage peut encourager une surconsommation de soins (aléa moral du côté des patients) et engendrer des files d'attente, des listes d'attente pour les interventions non urgentes. Le NHS britannique, bien qu'universellement accessible, est régulièrement critiqué pour ses délais d'attente.

Enfin, un système entièrement public peut parfois souffrir d'une certaine rigidité bureaucratique, d'une moindre réactivité face aux besoins des patients, et d'une difficulté à innover. C'est pourquoi de nombreux systèmes beveridgiens ont introduit des éléments de marché régulé, de libre choix du prestataire, et de partenariat public-privé pour améliorer l'efficience et la qualité.

2.1.3. Positionnement du modèle ivoirien : un système hybride par nécessité

Face à ces deux modèles historiques, le choix opéré par la Côte d'Ivoire pour sa Couverture Maladie Universelle relève d'un pragmatisme éclairé : ni pur Bismarck, ni pur Beveridge, mais une combinaison des deux, adaptée aux contraintes et opportunités spécifiques du contexte ivoirien.

La dimension bismarckienne : le Régime Général de Base

Le Régime Général de Base (RGB) de la CMU emprunte au modèle bismarckien ses caractéristiques essentielles. Le financement repose sur des cotisations sociales : 1 000 FCFA par personne et par mois. Pour les salariés du secteur formel, ces cotisations sont prélevées à la source par les employeurs et reversées aux Organismes Gestionnaires Délégués (OGD) que sont la Caisse Nationale de

Prévoyance Sociale (CNPS) pour le secteur privé, la Caisse Générale de Retraite des Agents de l'État (CGRAE) pour les retraités de la fonction publique, et les soldes civile et militaire pour les fonctionnaires actifs. La cotisation est répartie à 50% à la charge de l'employeur et 50% à la charge du salarié, reprenant le principe de co-financement paritaire caractéristique du modèle bismarckien.

Les prestations sont conditionnelles : seuls ceux qui ont cotisé (et respecté un délai de carence d'un mois) peuvent bénéficier de la prise en charge. Cette logique contributive distingue le RGB du Régime d'Assistance Médicale (RAM) où les prestations sont octroyées sans contrepartie contributive.

La gestion du système fait intervenir les partenaires sociaux : le Conseil d'Administration de l'IPS-CNAM comprend des représentants de l'État, des organisations professionnelles d'employeurs, des organisations syndicales de travailleurs, et de la société civile. Cette composition traduit une volonté de cogestion proche de l'esprit paritaire bismarckien.

La dimension beveridgienne : le Régime d'Assistance Médicale

Le Régime d'Assistance Médicale (RAM) incarne la dimension beveridgienne de la CMU. Ce régime cible les personnes reconnues comme indigentes, économiquement faibles ou démunies, ainsi que leurs ayants droit. Ces personnes ne cotisent pas : le financement est assuré par des subventions de l'État (85%) et des contributions des collectivités territoriales (15%), c'est-à-dire par des ressources fiscales publiques.

Les bénéficiaires du RAM jouissent d'une couverture à 100% : ils ne paient pas le ticket modérateur de 30% qui s'applique aux assurés du RGB. Cette gratuité totale traduit le principe beveridgien selon lequel la protection contre le risque maladie doit être garantie à tous, y compris aux plus démunis, sans contrepartie contributive.

Le RAM incarne également le principe d'universalité : toute personne résidant en Côte d'Ivoire et reconnue comme indigente a droit à la couverture, indépendamment de son statut professionnel. Cette approche dépasse la logique bismarckienne d'assurance professionnelle pour embrasser une logique de droits sociaux universels.

L'hybridation comme réponse à la structure du marché du travail

Cette architecture hybride ne résulte pas d'une indécision théorique, mais d'une adaptation lucide aux réalités structurelles du marché du travail ivoirien. Avec 93,6% des emplois dans le secteur informel, il était illusoire d'espérer atteindre une couverture universelle par les seules cotisations salariales. Un système purement bismarckien n'aurait couvert que les 6,4% de travailleurs formels, perpétuant l'exclusion de la majorité.

À l'inverse, un système purement beveridgien financé exclusivement par l'impôt aurait posé un défi budgétaire considérable pour un État dont les recettes fiscales restent modestes (environ 15% du PIB) et les besoins de dépenses publiques multiples (éducation, infrastructures, défense, administration). De plus, un système entièrement gratuit aurait pu encourager une surconsommation de soins et poser des problèmes de viabilité financière.

L'hybridation permet de combiner les avantages des deux modèles : responsabilisation et pérennité financière via les cotisations pour ceux qui peuvent contribuer (RGB), solidarité nationale et protection des plus vulnérables via le financement public pour ceux qui ne le peuvent pas (RAM). Cette combinaison institue une **solidarité horizontale** au sein du RGB (entre bien-portants et malades d'un même pool contributif) et une **solidarité verticale** via le RAM (des contribuables vers les indigents).

2.2. Aperçu des modalités de financement technique

Au-delà des grands modèles théoriques, la mise en œuvre concrète d'un système de financement de la santé nécessite des choix techniques sur les mécanismes de paiement des prestataires et les mécanismes de prise en charge des assurés. Ces choix techniques, apparemment secondaires, ont en réalité des implications majeures sur l'efficience du système, la qualité des soins, et l'équité d'accès.

2.2.1. Mécanismes de paiement des prestataires

Le paiement à l'acte : logique de production

Le paiement à l'acte constitue le mode de rémunération le plus répandu dans le monde. Les prestataires de soins sont rémunérés pour chaque acte médical, consultation, examen ou intervention qu'ils réalisent. Le paiement est effectué après délivrance du service, sur présentation d'une facture détaillant les actes accomplis.

Ce système présente plusieurs avantages. Sa simplicité de mise en œuvre et de compréhension en fait un mode de paiement accessible même pour des systèmes de santé disposant de capacités administratives limitées. Il incite les prestataires à la productivité et à la réactivité : plus ils voient de patients et réalisent d'actes, plus ils sont rémunérés, ce qui peut réduire les temps d'attente. Il offre également une grande flexibilité pour les patients qui peuvent choisir librement leurs prestataires sans être contraints à s'inscrire auprès d'un médecin référent.

Toutefois, le paiement à l'acte comporte aussi des inconvénients notables. Le principal est le risque de surconsommation médicale et de multiplication des actes non nécessaires. Dans un système où le revenu du prestataire dépend directement du volume d'actes réalisés, une incitation perverse peut apparaître : prescrire des examens complémentaires superflus, prolonger inutilement les hospitalisations, réaliser des actes techniques rémunérateurs même quand ils ne sont pas indispensables. Ce phénomène, connu sous le terme d'« induction de la demande par l'offre », a été largement documenté dans la littérature économique de la santé.

Le paiement à l'acte rend également difficile la maîtrise des dépenses pour l'assureur. Contrairement à des systèmes à budget prévisible, le montant total des dépenses dépend du volume d'actes réalisés, lui-même difficile à anticiper. Cette imprévisibilité complique la planification budgétaire et peut conduire à des dépassements. Enfin, la facturation acte par acte génère une complexité administrative considérable : chaque acte doit être codifié, facturé, vérifié, contrôlé, ce qui représente des coûts de gestion élevés.

La capitation : logique de responsabilité populationnelle

La capitation constitue un mode de rémunération radicalement différent. Les prestataires de soins reçoivent un montant forfaitaire par personne inscrite auprès d'eux pour une période donnée (généralement un mois ou un an), indépendamment du nombre d'actes réellement réalisés. Le paiement est prospectif, c'est-à-dire effectué avant la délivrance des services.

Les avantages de la capitation sont substantiels. Elle permet une parfaite maîtrise des dépenses pour l'assureur : le budget est prévisible et fixé à l'avance, éliminant le risque de dérapage lié à la multiplication des actes. Elle incite les prestataires à l'efficience et à la prévention : puisqu'ils reçoivent un montant fixe indépendamment du volume de soins délivrés, ils ont intérêt à maintenir leur population inscrite en bonne santé pour éviter d'avoir à prodiguer des soins coûteux. Cette logique favorise les actions préventives, le suivi régulier des patients, la coordination des soins. Sur le plan administratif, la capitation est d'une grande simplicité : pas de facturation acte par acte, juste un paiement forfaitaire mensuel ou annuel.

Cependant, la capitation présente aussi des **risques**. Le principal est celui de la sous-consommation médicale et du rationnement implicite des soins. Puisque les prestataires reçoivent le même montant qu'ils prodiguent beaucoup ou peu de soins, une tentation peut apparaître de limiter les services pour réduire leurs coûts, au détriment de la qualité et de l'exhaustivité de la prise en charge. Un autre risque est celui de la sélection adverse : les prestataires peuvent être tentés de refuser d'inscrire des patients à risque élevé (personnes âgées, malades chroniques) qui nécessiteraient des soins coûteux, préférant s'assurer une population jeune et en bonne santé.

La capitation nécessite également une calibration délicate du montant forfaitaire. Si le montant est trop bas, les prestataires ne pourront pas assurer une prise en charge de qualité et seront financièrement étranglés. S'il est trop élevé, le système paiera plus que nécessaire. Cette calibration exige des données épidémiologiques et actuarielles robustes, souvent difficiles à obtenir dans les pays en développement.

Le Royaume-Uni (NHS) utilise la capitation pour rémunérer les médecins généralistes (General Practitioners). Certains pays africains expérimentent également la capitation pour les soins de santé primaires, avec des résultats variables.

Le forfait par épisode de soins et les DRG

Le forfait par pathologie, également connu sous le sigle DRG (Diagnosis-Related Groups), constitue une modalité intermédiaire entre le paiement à l'acte et la capitation. Les prestataires, généralement les hôpitaux, reçoivent un montant forfaitaire prédéterminé pour la prise en charge d'une pathologie ou d'un groupe de pathologies apparentées, indépendamment du nombre d'actes réalisés ou de la durée d'hospitalisation. Le paiement est prospectif : le montant est fixé à l'avance selon le diagnostic posé.

Ce système présente des avantages notables en termes d'incitation à l'efficience hospitalière. Les hôpitaux sont incités à optimiser leurs processus, à réduire les durées de séjour inutiles, à éviter les actes redondants, puisqu'ils reçoivent un montant fixe par pathologie traitée. Pour l'assureur, les tarifs sont prévisibles et transparents, facilitant la maîtrise des dépenses. La comparabilité entre établissements est également facilitée : on peut comparer les coûts et la qualité de prise en charge d'une même pathologie entre différents hôpitaux.

Cependant, le système DRG comporte aussi des inconvénients. Le risque de sélection des patients existe : les hôpitaux peuvent être tentés d'éviter les cas complexes ou les patients polymorbides qui consommeraient plus de ressources que le forfait ne le couvre. Un autre risque est celui de la sortie précoce des patients avant guérison complète, pour réduire les coûts et maximiser la rentabilité.

Sur le plan technique, la mise en œuvre d'un système DRG est complexe : elle nécessite un système de codification médical performant (comme la Classification Internationale des Maladies), une base de données historique robuste pour calibrer les tarifs par pathologie, et des capacités de contrôle pour vérifier l'exactitude des codages.

Le système DRG est utilisé aux États-Unis (Medicare), en France (Tarification à l'Activité - T2A), en Allemagne et dans plusieurs pays européens. Il n'est pas encore mis en œuvre dans le système CMU ivoirien, qui privilégie une combinaison de paiement à l'acte et de forfaits hospitaliers simples.

2.2.2. Mécanismes de prise en charge des assurés

Au-delà du mode de rémunération des prestataires, se pose la question de la prise en charge des assurés : qui paie quoi, quand, et comment ?

Le tiers-payant : levier d'accès immédiat aux soins

Le tiers-payant désigne un mécanisme par lequel l'assuré n'a pas à avancer la totalité des frais de soins. C'est l'assureur (ou l'organisme gestionnaire) qui règle directement le prestataire de soins, et seul le reste à charge éventuel (ticket modérateur) est payé par l'assuré sur place.

Ce mécanisme constitue un levier d'accès immédiat aux soins de première importance. Il lève la barrière financière de l'avance de frais qui peut être rédhibitoire pour les ménages pauvres. Même si une famille dispose d'une couverture maladie avec remboursement ultérieur, l'obligation d'avancer plusieurs centaines de milliers de FCFA pour une hospitalisation peut être impossible à honorer. Le tiers-payant élimine cet obstacle : l'assuré se présente avec sa carte, reçoit les soins, et ne paie que son ticket modérateur.

Pour les indigents du RAM, le tiers-payant est intégral : ils ne paient rien sur place (couverture à 100%), tous les frais étant directement réglés par l'IPS-CNAM au prestataire. Pour les assurés du RGB, le tiers-payant est partiel : l'IPS-CNAM règle 70% des frais au prestataire, l'assuré paie les 30% restants (ticket modérateur) sur place.

Le ticket modérateur : outil de responsabilisation

Le ticket modérateur désigne la part des frais de santé qui reste à la charge de l'assuré après remboursement par l'assurance. Dans le système CMU, le ticket modérateur s'élève à 30% pour les assurés du Régime Général de Base, tandis qu'il est nul (0%) pour les bénéficiaires du Régime d'Assistance Médicale.

La justification économique du ticket modérateur repose sur la théorie de l'aléa moral. En économie de l'assurance, l'aléa moral désigne le risque qu'un assuré, parce qu'il est protégé contre un risque, adopte des comportements moins prudents ou consomme davantage que s'il supportait seul le risque. Appliqué à la santé, cela signifie qu'un assuré bénéficiant d'une couverture à 100% pourrait consulter pour des motifs bénins, multiplier les consultations, demander des examens non essentiels, sans considération pour le coût collectif.

Le ticket modérateur vise à responsabiliser l'assuré en le faisant contribuer financièrement, même partiellement, aux frais de soins. Cette participation financière est censée inciter l'assuré à ne recourir aux soins que lorsque c'est réellement nécessaire, évitant ainsi une surconsommation qui grèverait l'équilibre financier du système.

Cependant, le ticket modérateur doit être calibré avec précaution. S'il est trop élevé, il réintroduit une barrière financière et peut conduire à des renoncements aux soins, particulièrement pour les ménages modestes. S'il est trop bas, son effet de responsabilisation est faible. Le taux de 30% retenu dans la CMU vise un équilibre : suffisamment élevé pour responsabiliser, suffisamment bas pour rester supportable, d'autant plus qu'il s'applique à des tarifs négociés bien inférieurs aux tarifs de marché.

2.2.3. Les acteurs du financement : une responsabilité partagée

Le financement de la santé ne repose pas sur un acteur unique, mais sur une pluralité d'acteurs dont les contributions et les rôles doivent être articulés de manière cohérente.

L'État et ses démembrements : pilier de la solidarité nationale

L'État joue un rôle central et multiforme dans le financement de la santé. À travers son budget national, il finance les infrastructures sanitaires (construction et réhabilitation d'hôpitaux, centres de santé, achats d'équipements médicaux), les ressources humaines (salaires du personnel de santé dans le secteur public), et les programmes de santé publique (vaccination, lutte contre les épidémies, campagnes de prévention).

Dans le cadre de la CMU, l'État assume une responsabilité spécifique : le financement du Régime d'Assistance Médicale à hauteur de 85% via des subventions budgétaires. Cette contribution incarne la dimension solidaire et redistributive du système : les recettes fiscales, collectées auprès de l'ensemble des contribuables, sont mobilisées pour financer la couverture santé des plus démunis.

Les établissements publics de santé (CHU, CHR, hôpitaux généraux, centres de santé) constituent également des instruments de la politique publique de santé. Bien qu'ils facturent désormais leurs prestations à l'IPS-CNAM dans le cadre de la CMU, ils restent des entités publiques dont la mission première n'est pas la rentabilité financière mais le service de santé à la population.

Les individus et les ménages : la contribution directe

Les ménages contribuent au financement de la santé de plusieurs manières. Premièrement, via les cotisations CMU : 1 000 FCFA par personne et par mois pour le Régime Général de Base. Pour les salariés du secteur formel, cette cotisation est prélevée à la source (50% employeur, 50% salarié). Pour les travailleurs du secteur informel, elle est payée volontairement via les canaux de mobile money ou les guichets de paiement.

Deuxièmement, via le ticket modérateur de 30% pour les assurés du RGB. Même avec la CMU, les ménages continuent de contribuer directement aux frais de soins, mais dans une proportion bien moindre qu'avant la réforme.

Troisièmement, via les restes à charge pour les soins non couverts par le panier de soins de la CMU. Certaines pathologies, certains médicaments, certaines interventions spécialisées peuvent ne pas être inclus dans le panier de soins, laissant les patients assumer ces dépenses.

Enfin, via l'impôt. Les ménages, en tant que contribuables (impôt sur le revenu, TVA, taxes diverses), contribuent indirectement au financement de la santé puisque le budget de l'État, alimenté par les recettes fiscales, finance une partie significative du système de santé.

Les assurances privées et mutuelles : organismes complémentaires

Les assurances maladie privées et les mutuelles complémentaires continuent d'exister parallèlement à la CMU. Elles proposent des couvertures complémentaires pour les dépenses non prises en charge par la CMU : dépassements d'honoraires, chambres particulières en hospitalisation, médicaments hors liste, soins dans le secteur privé non conventionné.

Ces organismes complémentaires ciblent principalement les salariés du secteur formel dont les employeurs souscrivent des contrats collectifs comme avantage social, ainsi que les ménages aisés qui souhaitent une couverture plus étendue. Ils jouent un rôle de filet de sécurité supplémentaire et contribuent à la diversité de l'offre d'assurance.

Les ONG et partenaires au développement : soutien technique et financier

Les organisations non gouvernementales et les partenaires au développement (Organisation Mondiale de la Santé, Banque Mondiale, Agence Française de Développement, coopération japonaise JICA, Fonds Mondial) jouent un rôle significatif dans le financement et le soutien technique du secteur de la santé en Côte d'Ivoire.

Leur contribution prend plusieurs formes : financement de programmes verticaux (lutte contre le VIH/SIDA, le paludisme, la tuberculose), soutien à la construction et à l'équipement d'infrastructures sanitaires, formation du personnel de santé, assistance technique à la conception et à la mise en œuvre de politiques de santé, financement d'études et d'évaluations.

Dans le cadre de la CMU, la Banque Mondiale apporte un soutien financier et technique au processus de ciblage des ménages indigents pour le RAM, aux Caravanes CMU visant à accélérer l'enrôlement dans le secteur informel, et aux opérations spéciales comme « CMU Zéro Cotisation » en 2025 permettant au secteur informel de bénéficier de la CMU sans payer de cotisation jusqu'au 31 décembre 2025.

L'OMS fournit une expertise technique sur l'architecture du système, les normes de qualité, les indicateurs de performance. La coopération japonaise (JICA) contribue au programme de construction des 348 Établissements Sanitaires de Premier Contact.

Les choix techniques en matière de financement de la santé ne sont jamais neutres. Ils reflètent des arbitrages entre des objectifs parfois contradictoires : équité d'accès versus viabilité financière, liberté de choix versus maîtrise des dépenses, responsabilisation des usagers versus suppression de toute barrière financière. Le modèle ivoirien, à travers son hybridation Bismarck-Beveridge, sa combinaison de paiement à l'acte et de forfaits, son tiers-payant avec ticket modérateur calibré, et sa mobilisation de multiples acteurs du financement, tente de naviguer entre ces tensions pour construire un système à la fois solidaire, viable et efficace.

PARTIE II

AMBITIONS, ARCHITECTURE ET GOUVERNANCE DE LA CMU

CHAPITRE 3
AMBITIONS ET VALEURS

La Couverture Maladie Universelle ivoirienne ne constitue pas une simple innovation administrative ou un dispositif technique de financement de la santé. Elle incarne une ambition politique et sociale de premier ordre : refonder le contrat social en matière de santé, passer d'une logique de charité à une logique de droits, d'une société où la maladie appauvrit à une société où la solidarité protège. Cette ambition repose sur un socle de valeurs cardinales qui donnent sens et légitimité à la réforme. Ce chapitre expose ces valeurs fondatrices – Solidarité, Équité, Égalité – ainsi que l'objectif de justice sociale qui structure l'ensemble du dispositif.

3.1. Les valeurs cardinales : Solidarité, Équité et Égalité

3.1.1. La Solidarité : fondement de la mutualisation des risques

La solidarité constitue la première et la plus fondamentale des valeurs portées par la CMU. Elle désigne le principe selon lequel les membres d'une collectivité sont liés par une interdépendance qui impose à chacun des devoirs envers les autres, particulièrement envers les plus vulnérables. Appliquée au financement de la santé, la solidarité signifie que la prise en charge du risque maladie ne relève pas de la seule responsabilité individuelle, mais d'une responsabilité collective, partagée par l'ensemble de la société.

De l'individualisation à la mutualisation

Avant l'instauration de la CMU, le système de santé ivoirien fonctionnait selon une logique d'individualisation des dépenses : chacun payait pour soi au moment où il tombait malade. Cette logique repose implicitement sur une vision atomisée de la société, où chaque individu est censé se protéger seul contre les aléas de l'existence. Or, la maladie, par nature imprévisible et inégalement distribuée, frappe aveuglément. Certains traversent leur vie en bonne santé, d'autres sont frappés par des pathologies lourdes dès l'enfance ou l'âge adulte. Laisser chacun assumer seul le coût de sa maladie revient à abandonner au hasard biologique la question de savoir qui pourra vivre dignement et qui sombrera dans la misère.

La solidarité telle qu'incarnée dans la CMU rompt avec cette logique. Elle institue un mécanisme de mutualisation des risques : les cotisations sont payées par tous à l'avance, avant de tomber malade, et les prestations sont versées à ceux qui en ont besoin au moment où ils en ont besoin. Les bien-portants financent les malades, les jeunes contribuent pour les personnes âgées, les actifs soutiennent les enfants et les retraités. Cette mutualisation transforme le risque individuel imprévisible en risque collectif statistiquement prévisible et gérable.

La solidarité horizontale au sein du Régime Général de Base

Au sein du Régime Général de Base (RGB), la solidarité s'exprime de manière horizontale. Tous les assurés cotisent au même taux : 1 000 FCFA par personne et par mois, indépendamment de leur état de santé, de leur âge, ou de leurs antécédents médicaux. Un jeune en parfaite santé paie le même montant qu'une personne âgée ou qu'un malade chronique. Cette uniformité du taux de cotisation, caractéristique des systèmes d'assurance sociale, crée une solidarité entre les bons et les mauvais risques.

Dans un système d'assurance privée classique, les assureurs segmentent les risques : les personnes à risque élevé se voient proposer des primes majorées, voire sont refusées. Cette logique actuarielle visant à maximiser la rentabilité est l'inverse de la solidarité. La CMU, en imposant un taux de cotisation uniforme pour tous, refuse cette segmentation et affirme que la protection contre le risque maladie doit bénéficier à tous, y compris aux plus fragiles.

La solidarité horizontale se manifeste également dans la prise en charge : chaque assuré du RGB bénéficie de la même couverture (70% des frais, 30% de ticket modérateur), du même panier de soins (170 pathologies, 964 spécialités médicamenteuses), des mêmes droits. Qu'il soit fonctionnaire, salarié du privé, étudiant ou travailleur indépendant du secteur informel, chaque assuré du RGB accède aux mêmes prestations dans les mêmes conditions. Cette égalité de traitement incarne une solidarité concrète entre citoyens de statuts socioprofessionnels différents.

La solidarité verticale via le Régime d'Assistance Médicale

La solidarité ne se limite pas à la dimension horizontale entre assurés contributifs. Elle s'exprime également de manière verticale, des plus aisés vers les plus démunis, à travers le Régime d'Assistance Médicale (RAM).

Le RAM couvre les personnes reconnues comme indigentes, économiquement faibles ou démunies, sans qu'elles aient à cotiser. Le financement est assuré à 85% par les subventions de l'État et à 15% par les contributions des collectivités territoriales, c'est-à-dire par des ressources fiscales publiques. Or, l'impôt est par nature redistributif, particulièrement lorsqu'il est progressif : les contribuables à revenus élevés paient proportionnellement davantage que les contribuables à faibles revenus. En finançant le RAM via l'impôt, la société ivoirienne organise un transfert de ressources des plus aisés vers les plus pauvres pour assurer à ces derniers l'accès aux soins.

Cette solidarité verticale s'incarne concrètement dans la couverture à 100% offerte aux bénéficiaires du RAM : ils ne paient aucun ticket modérateur, bénéficient d'un tiers-payant intégral, et accèdent aux mêmes structures de soins que les assurés du RGB. L'objectif annoncé de couvrir 2,5 millions de personnes via le RAM témoigne de l'ampleur de cette solidarité nationale.

Solidarité familiale et solidarité professionnelle

La solidarité s'exprime aussi dans les modalités de prise en charge des ayants droit. Pour les salariés du secteur formel, l'employeur prend à sa charge 50% des cotisations du conjoint sans emploi ainsi que celles de six enfants âgés de moins de 21 ans ou en situation de handicap. Cette disposition institue une solidarité professionnelle : l'entreprise ne se contente pas de verser un salaire, elle contribue également à la protection sociale de la famille de son salarié.

La solidarité familiale se trouve ainsi institutionnalisée et soutenue par le système : le chef de famille actif ne porte pas seul le poids financier de la couverture de ses proches, il est épaulé par son employeur et par le mécanisme de mutualisation collective.

3.1.2. L'Équité : traiter différemment les situations différentes

Si la solidarité constitue le principe fondateur de la CMU, l'équité en précise la modalité d'application. L'équité ne doit pas être confondue avec l'égalité stricte. L'égalité consiste à traiter tout le monde de la même manière ; l'équité consiste à traiter différemment des situations différentes pour aboutir à un résultat juste.

Équité horizontale et équité verticale

La théorie économique de la justice distingue deux formes d'équité. L'équité horizontale exige que des personnes dans des situations comparables soient traitées de manière identique. L'équité verticale exige que des personnes dans des situations différentes soient traitées différemment, proportionnellement à leurs différences.

La CMU met en œuvre ces deux formes d'équité. L'équité horizontale se manifeste dans le Régime Général de Base : tous les assurés contributifs, quelle que soit leur catégorie socioprofessionnelle, cotisent au même taux et bénéficient de la même couverture. Il n'existe pas de régime privilégié pour les fonctionnaires ou les cadres supérieurs, ni de régime au rabais pour les travailleurs du secteur informel. Cette uniformité de traitement garantit que des personnes dans des situations comparables (capacité contributive suffisante pour payer 1 000 FCFA par mois) reçoivent les mêmes droits.

L'équité verticale, quant à elle, se concrétise dans la distinction entre le RGB et le RAM. Des personnes dans des situations économiques radicalement différentes – d'un côté des salariés et travailleurs indépendants ayant une capacité contributive, de l'autre des indigents sans ressources – ne peuvent être traitées de la même manière.

Exiger des indigents qu'ils cotisent 1 000 FCFA par mois serait non seulement impossible à mettre en œuvre, mais profondément injuste. L'équité verticale commande donc un traitement différencié : cotisation obligatoire pour ceux qui peuvent payer, gratuité totale pour ceux qui ne le peuvent pas.

Équité d'accès géographique

L'équité ne se limite pas à la dimension financière. Elle concerne également l'accessibilité géographique aux soins. À quoi sert d'offrir une couverture financière si les structures de santé sont inaccessibles physiquement ? Un habitant d'Abidjan vivant à quelques kilomètres de plusieurs CHU et d'une myriade de cliniques privées ne se trouve pas dans la même situation qu'un habitant d'un village enclavé du Nord ou de l'Ouest qui doit marcher plusieurs heures pour atteindre le centre de santé le plus proche.

L'équité d'accès géographique exige donc que l'État investisse dans les infrastructures sanitaires pour corriger ces disparités territoriales. Le programme de construction et de modernisation de 348 Établissements Sanitaires de Premier Contact (ESPC), avec l'objectif que chaque Ivoirien vive à moins de 5 km d'un centre médical, incarne cette exigence d'équité géographique. De même, la politique de déploiement territorial de la CMU, avec la création d'agences et de guichets dans toutes les régions, vise à rapprocher le service public de l'assuré, quel que soit son lieu de résidence.

Équité de qualité

L'équité concerne enfin la qualité des soins. Il ne suffit pas que tous aient accès à des structures de santé ; encore faut-il que ces structures offrent un niveau de qualité comparable. Un système où les riches accèdent à des cliniques privées de haut standing tandis que les pauvres se contentent de dispensaires délabrés aux équipements obsolètes ne peut prétendre à l'équité.

La CMU, par son mécanisme de conventionnement des prestataires, impose des normes de qualité minimales. Les établissements publics comme privés doivent respecter des standards pour être conventionnés et recevoir des remboursements de l'IPS-CNAM. Le contrôle médical et la démarche qualité font partie intégrante des relations avec les prestataires. Bien sûr, des écarts de qualité subsistent entre un CHU équipé des dernières technologies et un centre de santé rural aux moyens limités. Mais l'ambition est de réduire progressivement ces écarts, non de les perpétuer.

3.1.3. L'Égalité : même dignité, mêmes droits fondamentaux

Si l'équité autorise, voire exige, des différenciations de traitement en fonction des situations, l'égalité affirme que certains droits fondamentaux doivent être garantis à tous sans distinction.

Égalité de dignité

L'égalité repose d'abord sur le principe de dignité égale de tous les êtres humains. Chaque personne, quel que soit son statut social, sa richesse, son origine, son genre, mérite d'être traitée avec respect et considération. Dans le domaine de la santé, cette dignité égale implique que personne ne devrait être laissé sans soins, humilié par son incapacité à payer, ou contraint de mendier la charité pour accéder à un traitement vital.

Avant la CMU, la situation de nombreux Ivoiriens heurtait frontalement cette exigence de dignité. Des familles devaient vendre leurs biens pour payer une opération, s'endetter auprès d'usuriers, ou renoncer purement et simplement aux soins en laissant un proche mourir faute de moyens. Cette violence économique constituait une atteinte à la dignité humaine. En garantissant l'accès aux soins pour tous – via les cotisations pour ceux qui peuvent payer, via la solidarité nationale pour les indigents – la CMU restaure cette dignité.

Égalité devant le besoin de santé

L'égalité s'exprime également dans le principe selon lequel le besoin de santé doit primer sur la capacité de paiement. Dans un système de marché pur, l'accès aux biens et services dépend du pouvoir d'achat : celui qui a de l'argent achète, celui qui n'en a pas est exclu. Cette logique marchande peut être acceptable pour des biens de consommation ordinaires, mais elle devient inacceptable lorsqu'il s'agit de la santé et de la vie.

La CMU affirme que la santé n'est pas une marchandise comme les autres, mais un bien fondamental dont l'accès doit être garanti indépendamment de la richesse individuelle. Cette affirmation se concrétise dans le panier de soins universel : les 170 pathologies couvertes, les 964 spécialités médicamenteuses, les actes chirurgicaux, les hospitalisations, tout cela est accessible aux assurés du RGB comme aux bénéficiaires du RAM. Un indigent atteint d'une pneumonie bénéficie du même traitement antibiotique qu'un cadre supérieur dans la même situation.

Égalité des chances

Enfin, l'égalité portée par la CMU s'inscrit dans une perspective d'égalité des chances. La santé constitue un déterminant majeur du développement humain et des opportunités de vie. Un enfant en mauvaise santé, souffrant de malnutrition ou de maladies non traitées, verra ses capacités d'apprentissage scolaire diminuées, hypothéquant son avenir. Un adulte chroniquement malade, incapable de travailler régulièrement, verra ses chances de sortir de la pauvreté s'amenuiser.

En garantissant l'accès aux soins dès l'enfance, en prenant en charge les pathologies chroniques, en protégeant contre les dépenses catastrophiques de santé, la CMU contribue à réduire les inégalités de départ et à offrir à chacun, quelle que soit sa naissance, une chance réelle de développer ses potentialités. C'est en ce sens que la santé constitue non seulement un droit en soi, mais aussi une condition préalable à l'exercice effectif des autres droits (droit à l'éducation, droit au travail, participation à la vie sociale et politique).

3.2. La justice sociale : garantir l'accessibilité géographique et financière à tous

Les trois valeurs cardinales – Solidarité, Équité, Égalité – convergent vers un objectif supérieur : la justice sociale. Cette notion, centrale dans la philosophie politique moderne, désigne la juste répartition des ressources et des opportunités au sein d'une société, ainsi que la lutte contre les exclusions et les discriminations systémiques.

3.2.1. Justice sociale et rupture avec l'exclusion

Pendant des décennies, le système de santé ivoirien a fonctionné sur un mode profondément inégalitaire, excluant la majorité de la population de l'accès effectif aux soins de qualité. Cette exclusion ne résultait pas de malveillances individuelles, mais de mécanismes structurels : paiement direct des soins, absence de mutualisation, concentration des ressources dans les zones urbaines, sous-financement public. Le résultat était un système à deux vitesses où les riches accédaient aux meilleurs soins tandis que les pauvres étaient abandonnés à leur sort.

La justice sociale, telle que portée par la CMU, vise à rompre avec cette logique d'exclusion. Il ne s'agit pas d'égaliser parfaitement toutes les situations – ce qui serait à la fois impossible et potentiellement inefficient – mais de garantir un socle minimal de droits et d'opportunités pour tous, et de réduire progressivement les écarts injustifiés.

3.2.2. L'accessibilité financière : lever les barrières économiques

Le premier axe de la justice sociale en matière de santé concerne l'accessibilité financière. Comme établi au chapitre 1, la charge financière pesant sur les ménages avant la CMU constituait une barrière majeure : 51% des dépenses totales de santé supportées directement par les ménages, 2,4% des ménages confrontés à des dépenses catastrophiques de santé.

La CMU répond à cette injustice par plusieurs mécanismes :

Le tiers-payant généralisé : les assurés n'ont plus à avancer la totalité des frais. L'IPS-CNAM règle directement les prestataires, et seul le ticket modérateur (30% pour le

RGB, 0% pour le RAM) reste à la charge de l'assuré. Ce mécanisme lève l'obstacle de l'avance de trésorerie, souvent insurmontable pour les ménages pauvres.

Des tarifs négociés drastiquement inférieurs aux tarifs de marché : grâce au pouvoir de négociation de l'IPS-CNAM représentant des millions d'assurés, les tarifs des consultations, des hospitalisations et des médicaments ont été négociés à des niveaux 5 à 10 fois inférieurs aux tarifs pratiqués hors CMU. Un traitement antibiotique coûtant 4 600 FCFA hors CMU ne coûte que 460 FCFA dans le cadre de la CMU (dont 138 FCFA de ticket modérateur à la charge de l'assuré). Cette réduction massive des coûts rend les soins effectivement accessibles.

La gratuité totale pour les indigents : les bénéficiaires du RAM ne paient rien, ni cotisations, ni ticket modérateur. Cette gratuité absolue reconnaît que pour les plus pauvres, le moindre reste à charge constitue une barrière infranchissable. Elle traduit une exigence de justice : dans une société riche de ses ressources naturelles et de son dynamisme économique comme la Côte d'Ivoire, personne ne devrait mourir ou souffrir faute de moyens pour se soigner.

3.2.3. L'accessibilité géographique : corriger les inégalités territoriales

La justice sociale ne se limite pas à la dimension financière. Elle exige également de corriger les inégalités territoriales qui font que naître dans une zone urbaine ou dans un village isolé détermine largement les chances d'accès aux soins.

Le programme de construction de 348 ESPC constitue une politique de rééquilibrage territorial. En visant un maillage où chaque Ivoirien vive à moins de 5 km d'un centre médical, le gouvernement affirme que la localisation géographique ne doit pas être un facteur d'exclusion. Un habitant de la région du Folon, actuellement la région la moins bien dotée en lits d'hospitalisation (8 lits en moyenne), doit pouvoir bénéficier d'un accès comparable à un habitant d'Abidjan.

Cette exigence de justice géographique s'étend au déploiement même de la CMU : agences régionales, guichets d'accueil de proximité, caravanes CMU sillonnant le territoire pour enrôler les populations rurales. Il ne suffit pas de créer un système théoriquement universel ; encore faut-il que ce système soit physiquement accessible, que les populations en soient informées, qu'elles puissent s'y inscrire facilement.

3.2.4. La lutte systémique contre l'exclusion

La notion de lutte systémique est essentielle pour comprendre l'ambition de justice sociale de la CMU. Il ne s'agit pas simplement d'apporter des aides ponctuelles à quelques individus en difficulté, mais de transformer les structures mêmes du système de financement de la santé pour qu'il cesse de produire et de reproduire l'exclusion.

Avant la CMU, le système produisait mécaniquement de l'exclusion : en l'absence de mutualisation des risques, la survenue d'une maladie grave appauvrissait les ménages, les empêchant d'investir dans l'éducation des enfants ou dans des activités génératrices de revenus, perpétuant ainsi la pauvreté de génération en génération. Ce cercle vicieux ne pouvait être brisé par des interventions caritatives ponctuelles, aussi généreuses soient-elles. Il fallait une réforme structurelle du mode de financement.

La CMU constitue cette réforme structurelle. En instituant une mutualisation obligatoire pour le secteur formel, une mutualisation volontaire accessible (1 000 FCFA par mois) pour le secteur informel, et un filet de sécurité financé par la solidarité nationale pour les indigents, elle crée les conditions d'une inclusion tendancielle de l'ensemble de la population dans le système de santé.

3.2.5. Justice sociale et responsabilité collective

La justice sociale implique une **responsabilité collective**. Elle repose sur l'idée que les injustices et les exclusions ne relèvent pas uniquement de choix individuels ou de malchances personnelles, mais aussi de l'organisation sociale et économique. Si des millions d'Ivoiriens se trouvaient exclus de l'accès aux soins avant 2014, ce n'était pas principalement en raison de leurs défaillances individuelles, mais parce que le système était ainsi fait qu'il excluait mécaniquement la majorité.

Dès lors, corriger ces injustices ne peut relever de la seule charité privée ou de l'initiative individuelle. Cela exige une action publique coordonnée, portée par l'État et assumée collectivement via le financement public et les cotisations sociales obligatoires. C'est en ce sens que la CMU constitue un instrument de justice redistributive : elle organise un transfert de ressources (via l'impôt et les cotisations) au profit des plus vulnérables et des malades, sur la base d'une solidarité institutionnalisée.

3.2.6. L'horizon de la couverture universelle

L'objectif ultime de justice sociale en matière de santé est la couverture sanitaire universelle (CSU), inscrite dans les Objectifs de Développement Durable (ODD 3.8) : « Faire en sorte que chacun bénéficie d'une couverture sanitaire universelle, comprenant une protection contre les risques financiers et donnant accès à des services de santé essentiels de qualité et à des médicaments et vaccins essentiels sûrs, efficaces, de qualité et d'un coût abordable. »

Avec 15 millions d'enrôlés en octobre 2024 (soit 51% de la population) et un objectif de 30 millions d'enrôlés à l'horizon 2026, la Côte d'Ivoire progresse vers cet horizon. Mais la justice sociale ne se mesure pas uniquement au nombre d'enrôlés. Elle se mesure aussi au taux d'utilisation effective des services (24% en mai 2025, en forte progression mais encore insuffisant), à la qualité des soins délivrés, à la viabilité financière du système garantissant sa pérennité, et à la capacité d'inclusion des populations les plus difficiles à atteindre (secteur informel agricole et marchand, zones enclavées, personnes âgées et handicapées).

La justice sociale, en définitive, n'est pas un état stable que l'on atteindrait une fois pour toutes. C'est un horizon régulateur, un processus continu d'amélioration, de correction des déséquilibres, d'extension des droits et de renforcement de la solidarité. La CMU, dans sa version actuelle, constitue une étape majeure sur ce chemin. Mais elle appelle à être consolidée, améliorée, étendue, pour que l'ambition de justice sociale en matière de santé devienne une réalité pleinement vécue par l'ensemble des Ivoiriens.

CHAPITRE 4
ÉCOSYSTÈME INSTITUTIONNEL

La mise en œuvre de la Couverture Maladie Universelle ne relève pas d'un acteur unique, mais d'un écosystème institutionnel complexe mobilisant une pluralité d'organisations publiques, parapubliques et privées. Cet écosystème articule des niveaux de gouvernance (national et local), des fonctions distinctes (régulation, gestion des cotisations, gestion des prestations, contrôle), et des partenariats stratégiques (techniques et financiers). La cohérence et l'efficacité du système dépendent de la clarté des rôles de chaque acteur, de la qualité de la coordination entre eux, et de la solidité de l'architecture institutionnelle d'ensemble. Ce chapitre décrit cet écosystème en distinguant le plan national (gouvernance centrale) et le plan local (ancrage territorial).

4.1. Au plan national : Gouvernance centrale

4.1.1. L'Institution de Prévoyance Sociale – Caisse Nationale d'Assurance Maladie (IPS-CNAM)

Création et statut juridique

L'**Institution de Prévoyance Sociale-Caisse Nationale d'Assurance Maladie (IPS-CNAM)** constitue l'organe central de pilotage et de régulation du système CMU. Créée par le Décret n°2014-395 du 25 juin 2014, l'IPS-CNAM est une institution de prévoyance sociale de droit privé régie par la Loi n°99-476 du 2 août 1999, mais gérant une concession de service public. Ce statut juridique hybride lui confère une autonomie de gestion comparable à celle d'une entité privée, tout en la soumettant au contrôle de l'État et en l'investissant d'une mission d'intérêt général.

Le siège social de l'IPS-CNAM est établi à Abidjan (Article 3 du décret). Sa durée d'existence est fixée à quatre-vingt-dix-neuf (99) années à compter de sa date de création (Article 4), témoignant de la volonté d'inscrire cette institution dans la durée et de la soustraire aux aléas politiques de court terme.

L'IPS-CNAM représente une innovation institutionnelle majeure en Côte d'Ivoire : c'est la première institution de prévoyance sociale créée dans le pays sans hériter d'un dispositif préexistant. Contrairement à la Caisse Nationale de Prévoyance Sociale (CNPS) qui a repris les caisses de retraite coloniales, ou à la Caisse Générale de Retraite des Agents de l'État (CGRAE), l'IPS-CNAM part d'une page blanche. Cette situation présente à la fois des opportunités (concevoir un système optimal dès le départ, éviter les pesanteurs héritées du passé) et des défis (construire rapidement des capacités opérationnelles, techniques et humaines, établir sa légitimité et sa crédibilité).

Double tutelle : technique et financière

L'IPS-CNAM est placée sous une double tutelle qui reflète la nature à la fois technique (sanitaire et sociale) et financière (actuarielle et budgétaire) de sa mission.

La tutelle technique est exercée par le Ministère de l'Emploi et de la Protection Sociale (MEPS). Ce ministère assure la supervision des politiques de protection sociale, veille à la cohérence du système CMU avec les autres dispositifs de sécurité sociale (retraites, prestations familiales, accidents du travail), et garantit que l'IPS-

CNAM remplit sa mission de service public en conformité avec les orientations politiques du gouvernement.

La tutelle économique et financière est exercée par le Ministère de l'Économie et des Finances. Ce ministère contrôle l'équilibre budgétaire de l'IPS-CNAM, approuve ses budgets prévisionnels, vérifie la soutenabilité actuarielle du système, et s'assure que les ressources publiques (subventions de l'État au RAM) sont utilisées de manière efficiente et transparente.

Cette double tutelle vise à garantir un équilibre entre les objectifs sociaux (extension de la couverture, qualité des soins, solidarité envers les plus démunis) et les contraintes financières (viabilité à long terme, maîtrise des dépenses, optimisation des ressources). Elle prévient également les dérives potentielles : une tutelle uniquement sociale pourrait conduire à des engagements financiers insoutenables ; une tutelle uniquement financière pourrait sacrifier les objectifs sociaux sur l'autel de l'équilibre budgétaire.

Gouvernance : Conseil d'Administration et Direction Générale

La gouvernance de l'IPS-CNAM repose sur deux organes principaux : le Conseil d'Administration et la Direction Générale.

Le Conseil d'Administration comprend 12 membres représentant la diversité des parties prenantes du système :

- Des représentants de l'État, désignés par les ministères de tutelle et d'autres ministères concernés (Santé, Budget).
- Des représentants des organisations professionnelles d'employeurs (CGECI –

Confédération Générale des Entreprises de Côte d'Ivoire, par exemple).

- Des représentants des organisations syndicales de travailleurs (centrales syndicales).
- Des représentants de la société civile (associations de patients, ONG, experts indépendants).

Cette composition tripartite (État, employeurs, travailleurs) plus société civile s'inspire du modèle de cogestion paritaire caractéristique des institutions de protection sociale bismarckiennes. Elle vise à associer les partenaires sociaux à la définition des orientations stratégiques et au contrôle de la gestion, garantissant que le système ne soit pas un simple instrument administratif mais une institution portée collectivement.

Le Conseil d'Administration définit les orientations stratégiques de l'IPS-CNAM, approuve les budgets, adopte les grandes décisions (conventions avec les OGD, tarifs négociés avec les prestataires, extension du panier de soins), et contrôle l'exécution des missions par la Direction Générale.

La Direction Générale est assurée par un Directeur Général nommé par le Conseil d'Administration. Le Directeur Général est révocable ad nutum, c'est-à-dire que le Conseil peut mettre fin à son mandat à tout moment. Cette précarité statutaire vise à assurer une redevabilité forte du Directeur Général envers le Conseil et, à travers lui, envers l'ensemble des parties prenantes.

Le Directeur Général est responsable de la gestion quotidienne de l'institution, de la mise en œuvre des décisions du Conseil, et de la représentation de l'IPS-CNAM vis-à-vis des tiers (prestataires de soins, OGD, partenaires internationaux, médias). Il s'appuie sur une administration structurée en directions opérationnelles (enrôlement, cotisations, prestations, système d'information, actuariat, contrôle médical, contentieux).

Missions principales de l'IPS-CNAM

L'IPS-CNAM assume quatre missions principales qui en font la clé de voûte du système CMU.

1. Recouvrement des cotisations : L'IPS-CNAM est responsable du recouvrement des cotisations pour les deux régimes (RGB et RAM, même si pour le RAM il s'agit de subventions publiques plutôt que de cotisations individuelles). Dans les faits, cette mission est largement déléguée aux Organismes Gestionnaires Délégués (OGD Cotisations), mais l'IPS-CNAM en conserve la responsabilité ultime et le contrôle. Elle fixe les taux de cotisation (dans le cadre des textes réglementaires), suit les recouvrements, identifie les retards et les défauts de paiement, et engage les procédures de régularisation.

2. Gestion des fonds collectés : L'IPS-CNAM gère les fonds collectés au titre de la CMU, qu'il s'agisse des cotisations du RGB ou des subventions publiques pour le RAM. Cette gestion implique la tenue d'une comptabilité rigoureuse, le placement des réserves pour assurer la liquidité et optimiser les rendements (dans des conditions de sécurité maximale), et l'équilibre actuariel entre recettes et dépenses. L'IPS-CNAM doit garantir qu'à tout moment, elle dispose des ressources nécessaires pour honorer ses engagements de prise en charge envers les assurés.

3. Pilotage des opérations d'enrôlement : L'enrôlement des assurés constitue une opération cruciale et complexe. L'IPS-CNAM définit les procédures d'enrôlement, coordonne les campagnes d'information et de sensibilisation, gère la production et la distribution des cartes d'assurés CMU, et veille à la qualité des données collectées (identité civile, biométrie, situation familiale, statut professionnel). Elle s'appuie sur l'infrastructure biométrique du Registre National des Personnes Physiques (RNPP) géré par l'ONECI pour garantir l'unicité des assurés et lutter contre la fraude à l'identité.

4. Liquidation et paiement des prestations : L'IPS-CNAM gère le processus de liquidation (calcul du montant à rembourser aux prestataires de soins) et de paiement des prestations. Cette mission peut être assurée directement par l'IPS-CNAM ou déléguée aux OGD Prestations. Dans tous les cas, l'IPS-CNAM conserve un rôle de contrôle et de régulation : elle vérifie que les prestations facturées correspondent bien à des soins effectivement délivrés à des assurés en règle, détecte les fraudes éventuelles, et s'assure que les tarifs négociés sont respectés.

Le modèle de gestion déléguée : capitaliser sur l'expertise existante

Face à l'ampleur de sa mission et aux contraintes de montée en charge rapide, l'IPS-CNAM a adopté un modèle de **gestion déléguée** s'appuyant sur les Organismes Gestionnaires Délégués (OGD). Ce modèle présente l'avantage de capitaliser sur l'expertise et les infrastructures existantes des acteurs de la protection sociale et de l'assurance maladie, tout en maintenant l'IPS-CNAM dans un rôle stratégique de régulation et de contrôle de l'équilibre financier global.

Deux catégories d'OGD sont distinguées :

Les OGD Cotisations sont chargés du recouvrement des cotisations CMU auprès de leurs populations affiliées. On compte parmi eux :

- La **Caisse Nationale de Prévoyance Sociale (CNPS)** : elle collecte les cotisations auprès des salariés et retraités du secteur privé. La CNPS dispose d'une longue expérience du recouvrement de cotisations sociales (retraites, prestations familiales, accidents du travail) et d'un réseau d'agences couvrant le territoire national.
- La **Caisse Générale de Retraite des Agents de l'État (CGRAE)** : elle collecte les cotisations auprès des retraités de la fonction publique.
- Les **Soldes civile et militaire** : ils prélèvent les cotisations à la source sur les salaires des fonctionnaires actifs.

Les **OGD Prestations** sont chargés de la gestion des prestations de santé pour le compte de l'IPS-CNAM. Il peut s'agir de :

- Mutuelles de santé ayant une expérience de la gestion de l'assurance maladie.
- Assureurs privés disposant d'un département santé et d'un réseau de prestataires conventionnés.
- Gestionnaires de portefeuille maladie, structures spécialisées dans la gestion administrative des remboursements de soins.

Ce modèle de gestion déléguée présente plusieurs avantages. Il permet une mise en œuvre rapide : l'IPS-CNAM n'a pas à construire de zéro des capacités opérationnelles dans tous les domaines, elle peut s'appuyer sur des infrastructures existantes. Il favorise la spécialisation : chaque OGD se concentre sur son cœur de métier (recouvrement pour les OGD Cotisations, gestion des prestations pour les OGD Prestations). Il crée une forme de concurrence régulée entre OGD Prestations, chacun cherchant à offrir le meilleur service pour conserver ou attirer des portefeuilles d'assurés.

Toutefois, ce modèle comporte aussi des risques : fragmentation, complexité de coordination, risque de conflits d'intérêts (si les OGD sont aussi des opérateurs commerciaux), coûts de transaction liés à la contractualisation et au contrôle. D'où l'importance du rôle de régulation et de supervision de l'IPS-CNAM, qui doit veiller à la cohérence d'ensemble et à la qualité du service délivré aux assurés.

4.1.2. Les Ministères de tutelle : Santé, Affaires Sociales, Budget

Au-delà de l'IPS-CNAM, trois ministères jouent un rôle central dans la gouvernance de la CMU.

Le Ministère de la Santé, de l'Hygiène Publique et de la Couverture Maladie Universelle (MSHPCMU)

Le MSHPCMU assume une double responsabilité. D'une part, il est responsable de la politique de santé publique dans son ensemble : organisation du système de soins, normes de qualité, formation du personnel de santé, lutte contre les épidémies, programmes de prévention et de vaccination, gestion des établissements publics de santé. D'autre part, il porte spécifiquement la dimension politique de la CMU : il défend la réforme auprès du Parlement et de l'opinion publique, coordonne les différents acteurs, arbitre les éventuels conflits, et veille à l'articulation entre la CMU et les autres politiques de santé (gratuité des accouchements et des soins pédiatriques, programmes verticaux contre le VIH, le paludisme, la tuberculose).

Le MSHPCMU pilote également la stratégie de déploiement territorial de la CMU, en lien avec ses directions régionales de santé. Il supervise le programme de construction et de modernisation des 348 ESPC, garantissant que ces infrastructures seront fonctionnelles et intégrées dans le réseau de soins conventionné par la CMU.

Le budget du MSHPCMU, qui s'élève à une moyenne de 543,2 milliards FCFA par an sur la période 2021-2024, finance les infrastructures, les équipements, les salaires du personnel de santé public, et les programmes de santé. Une partie de ces ressources bénéficie indirectement à la CMU, puisque les établissements publics de santé constituent le réseau de prestataires de soins auquel accèdent les assurés de la CMU.

Le Ministère de l'Emploi et de la Protection Sociale (MEPS)

Le MEPS exerce la tutelle technique sur l'IPS-CNAM. Il veille à la cohérence de la CMU avec l'ensemble des dispositifs de protection sociale (CNPS, CGRAE, mutuelles, assurances privées). Il supervise les aspects réglementaires : élaboration des décrets et arrêtés d'application de la loi CMU, fixation des taux de cotisation, définition des critères d'éligibilité au RAM, homologation des conventions avec les OGD.

Le MEPS joue également un rôle dans la promotion de l'extension de la couverture au secteur informel. Il coordonne les campagnes de sensibilisation auprès des travailleurs indépendants, artisans, commerçants, agriculteurs, et facilite les modalités de paiement (mobile money, guichets de proximité). Il s'appuie sur ses services déconcentrés (directions régionales du travail et de la protection sociale) pour atteindre les populations dans toutes les régions du pays.

Le Ministère du Budget et du Portefeuille de l'État

Le Ministère du Budget (rattaché au Ministère de l'Économie et des Finances) exerce la tutelle financière sur l'IPS-CNAM. Il contrôle l'exécution budgétaire, veille au respect des équilibres financiers, et valide les subventions de l'État au Régime d'Assistance Médicale. Ce ministère arbitre également les allocations budgétaires entre différentes priorités de dépenses publiques : combien consacrer à la santé versus l'éducation, les infrastructures, la défense ? Ces arbitrages budgétaires déterminent en grande partie les moyens dont disposera la CMU pour remplir sa mission.

Le Ministère du Budget produit les analyses actuarielles et les projections financières permettant d'évaluer la soutenabilité à long terme du système. Il alerte le gouvernement en cas de risque de déséquilibre et propose des ajustements (augmentation des taux de cotisation, extension de l'assiette fiscale, réduction ou réorientation de certaines dépenses).

4.1.3. Les partenaires techniques et financiers : un appui stratégique

La CMU bénéficie du soutien de plusieurs partenaires techniques et financiers internationaux dont l'expertise et les ressources s'avèrent déterminantes pour le succès de la réforme.

L'Organisation Mondiale de la Santé (OMS)

L'OMS fournit une assistance technique dans plusieurs domaines : conception du système (benchmarking international, analyse des expériences d'autres pays), définition des normes de qualité des soins, élaboration des protocoles de prise en charge des pathologies couvertes, formation des professionnels de santé aux nouvelles procédures, évaluation du système (indicateurs de performance, études d'impact).

L'OMS coproduit également des documents stratégiques avec le gouvernement ivoirien, comme le document de coproduction de 2019 sur le ciblage des indigents, et conduit des évaluations régulières du système de financement de la santé (comme l'évaluation 2021-2022 mentionnée dans les sources).

La Banque Mondiale

La Banque Mondiale apporte un soutien financier et technique considérable. Sur le plan financier, elle cofinance certaines composantes du système : le processus de ciblage des ménages indigents pour le RAM (avec l'appui technique de l'Institut National de la Statistique-INS et de l'École Nationale Supérieure de Statistique et d'Économie Appliquée-ENSEA), les Caravanes CMU visant à accélérer l'enrôlement dans le secteur informel, et l'opération « CMU Zéro Cotisation » en 2025 permettant au secteur informel de bénéficier de la CMU sans payer de cotisation jusqu'au 31 décembre 2025.

Sur le plan technique, la Banque Mondiale conduit des études actuarielles et des analyses de viabilité financière, fournit une expertise sur les modalités de financement innovantes (taxes affectées, mécanismes de recouvrement dans le secteur informel), et facilite l'échange d'expériences avec d'autres pays ayant mis en place des systèmes de couverture universelle.

La coopération japonaise (JICA)

La Japan International Cooperation Agency (JICA) contribue au programme d'infrastructures sanitaires, notamment la construction et la modernisation des 348 ESPC. Cette coopération bilatérale illustre l'importance du soutien international pour réaliser les investissements lourds nécessaires à l'extension de l'offre de soins.

Autres partenaires

D'autres acteurs internationaux interviennent de manière plus ciblée : l'Agence Française de Développement (AFD), le Fonds Mondial (qui finance les trois programmes nationaux de lutte contre le VIH/SIDA, le paludisme et la tuberculose), des ONG internationales spécialisées dans la santé et la protection sociale. Cette pluralité de partenaires témoigne de la reconnaissance internationale dont bénéficie la CMU ivoirienne comme modèle prometteur pour l'Afrique de l'Ouest.

4.2. Au plan local : Ancrage territorial

La réussite de la CMU ne dépend pas uniquement de la solidité de la gouvernance centrale. Elle repose également sur la capacité du système à s'ancrer territorialement, à être présent et accessible dans toutes les régions du pays, y compris les plus enclavées. Cette dimension territoriale constitue un défi majeur dans un pays aussi vaste et diversifié que la Côte d'Ivoire, où coexistent une mégapole urbaine (Abidjan) concentrant ressources et services, et de vastes zones rurales aux infrastructures limitées.

4.2.1. Stratégie de déploiement territorial : de la capitale aux villages

La stratégie de déploiement territorial de la CMU repose sur plusieurs piliers complémentaires.

Déconcentration administrative : agences régionales et départementales

L'IPS-CNAM ne peut fonctionner efficacement si elle reste centralisée à Abidjan. Elle doit disposer de relais locaux capables d'assurer les opérations d'enrôlement, de gestion des affiliations, de relations avec les prestataires de soins locaux, et de traitement des réclamations des assurés.

La création d'agences régionales et départementales de l'IPS-CNAM s'inscrit dans cette logique de déconcentration. Ces agences, présentes dans les chefs-lieux de région et de département, constituent les points de contact de proximité entre le système CMU et les populations. Elles assurent plusieurs fonctions :

- **Enrôlement** : recueil des dossiers d'inscription, vérification des pièces justificatives, enregistrement dans le système d'information, prise des données biométriques.
- **Délivrance des cartes** : remise des cartes d'assurés CMU aux personnes enrôlées.
- **Information et conseil** : renseignement des usagers sur leurs droits, les modalités de prise en charge, les structures de soins conventionnées, les procédures de réclamation.

- **Gestion des réclamations** : traitement des plaintes concernant des refus de soins, des surfacturations, des dysfonctionnements.
- **Relations avec les prestataires locaux** : suivi des conventions, contrôle de la qualité des soins, règlement des litiges.

La densité et la capacité de ces agences déterminent en grande partie l'accessibilité du système pour les populations. Une agence débordée, sous-équipée, où les usagers doivent attendre des heures voire des jours pour être reçus, décourage les inscriptions et alimente la défiance. À l'inverse, des agences bien dotées en personnel qualifié, équipées de systèmes informatiques performants, accueillantes, facilitent l'adhésion au système.

Guichets d'accueil de proximité : aller au plus près des populations

Au-delà des agences fixes, la CMU a développé des guichets d'accueil de proximité implantés dans des lieux stratégiques : marchés, gares routières, centres communautaires, mairies, sous-préfectures. Ces guichets, souvent mobiles ou temporaires, visent à rapprocher le service public de l'assuré, particulièrement dans les zones rurales éloignées des chefs-lieux.

Ces guichets permettent d'effectuer les opérations simples : pré-inscription, remise de formulaires, collecte de pièces, information. Pour les opérations plus complexes nécessitant une vérification biométrique ou une validation par le système central, les usagers sont orientés vers l'agence de référence la plus proche.

Caravanes CMU : campagnes itinérantes d'enrôlement

Les Caravanes CMU constituent une innovation majeure dans la stratégie de déploiement territorial. Il s'agit de campagnes itinérantes d'enrôlement et de sensibilisation qui sillonnent le territoire, village par village, quartier par quartier, pour aller à la rencontre des populations, particulièrement dans les zones rurales et auprès des acteurs du secteur informel (agriculteurs de cacao et de café, commerçants, artisans).

Ces caravanes mobilisent des équipes pluridisciplinaires : agents d'enrôlement équipés de tablettes et de lecteurs biométriques, communicateurs pour la sensibilisation, personnel médical pour expliquer le fonctionnement du parcours de soins, agents administratifs pour collecter les pièces et traiter les dossiers. Elles organisent des réunions publiques d'information, des démonstrations pratiques, et procèdent à des enrôlements sur place.

L'**opération « CMU Zéro Cotisation »** lancée en 2025, avec le soutien financier de la Banque Mondiale, permet au secteur informel de bénéficier de la CMU sans payer de cotisation jusqu'au 31 décembre 2025. Cette mesure exceptionnelle vise à lever la barrière financière initiale et à familiariser les populations avec le système, dans l'espoir qu'une fois les avantages constatés, elles accepteront de cotiser régulièrement.

Maillage sanitaire : les 348 ESPC comme points d'ancrage

Le programme de construction et de modernisation de 348 Établissements Sanitaires de Premier Contact (ESPC) constitue le socle infrastructurel du déploiement territorial de la CMU. L'objectif est que chaque Ivoirien vive à moins de 5 km d'un centre médical, garantissant une accessibilité géographique effective.

Ces ESPC ne sont pas seulement des infrastructures sanitaires ; ils deviennent des points d'ancrage de la CMU dans les territoires. Chacun de ces établissements est conventionné, applique les tarifs CMU, dispose (théoriquement) du panier de médicaments essentiels, et constitue le premier niveau du parcours de soins coordonné. Les assurés du RGB et les bénéficiaires du RAM déclarent un ESPC comme centre médical référent, créant ainsi un lien territorial entre la population et le système de santé.

Ce maillage territorial transforme la CMU d'un concept abstrait en une réalité concrète, visible et accessible. Un habitant d'un village enclavé qui voit un nouveau centre de santé construit, équipé, staffé, et qui constate que ses voisins s'y font soigner en présentant une carte CMU, devient plus enclin à adhérer au système.

4.2.2. Gestion de proximité : impliquer les acteurs locaux

Le déploiement territorial ne peut reposer uniquement sur des structures administratives venues d'en haut. Il nécessite l'implication des acteurs locaux : autorités traditionnelles et coutumières, élus locaux (maires, conseillers), leaders communautaires, associations locales, ONG intervenant dans le domaine de la santé et du développement.

Rôle des collectivités territoriales

Les collectivités territoriales (régions, départements, communes) jouent un double rôle dans la CMU.

D'une part, elles contribuent au financement du Régime d'Assistance Médicale à hauteur de 15%, aux côtés de l'État qui finance 85%. Cette contribution financière reconnaît que les indigents sont géographiquement localisés, et que les collectivités ont une responsabilité de solidarité envers leurs administrés les plus vulnérables. Elle crée également un intérêt pour les collectivités à ce que le système fonctionne efficacement et que les indigents soient correctement identifiés et pris en charge.

D'autre part, les collectivités peuvent jouer un rôle d'intermédiation entre la population et le système CMU : sensibilisation via les canaux locaux (radios communautaires, assemblées villageoises), facilitation de l'identification des indigents (validation communautaire des listes), mise à disposition de locaux pour les guichets d'accueil, mobilisation lors des caravanes CMU.

Certaines collectivités particulièrement dynamiques peuvent aller au-delà et développer des politiques locales complémentaires : subventions additionnelles pour les plus pauvres, construction d'infrastructures sanitaires locales, recrutement d'agents de santé communautaires, campagnes de prévention et d'éducation sanitaire.

Mobilisation des autorités traditionnelles et des leaders d'opinion

Dans de nombreuses zones rurales et périurbaines, les autorités traditionnelles (chefs de village, chefs de terre, chefs de quartier, notables) jouissent d'une légitimité et d'une influence considérables. Leur adhésion au projet CMU et leur implication active dans la sensibilisation des populations constituent des leviers puissants de mobilisation.

De même, les leaders d'opinion (enseignants, religieux, présidents d'associations, figures sportives ou artistiques locales) peuvent jouer un rôle de prescripteurs, en témoignant de leur propre adhésion à la CMU et en encourageant leurs concitoyens à s'enrôler.

Les Caravanes CMU intègrent systématiquement ces acteurs locaux dans leurs dispositifs, organisant des rencontres préalables avec les autorités traditionnelles, sollicitant leur appui pour la convocation des populations, et valorisant leur rôle dans la réussite des campagnes d'enrôlement.

Partenariats avec les ONG et associations locales

Les organisations non gouvernementales et les associations communautaires intervenant dans les domaines de la santé, de la protection sociale, ou du développement communautaire constituent des partenaires privilégiés pour le déploiement territorial de la CMU.

Ces acteurs disposent souvent d'une connaissance fine des réalités locales, d'une proximité avec les populations cibles (femmes, jeunes, personnes âgées, personnes en situation de handicap), et d'une expertise technique (animation communautaire, communication, gestion de projets). Leurs interventions peuvent prendre plusieurs formes : sensibilisation porte-à-porte, organisation de séances d'information collectives, accompagnement des personnes dans les démarches d'enrôlement, suivi post-enrôlement pour s'assurer que les assurés utilisent effectivement les services.

Des conventions de partenariat entre l'IPS-CNAM et certaines ONG formalisent ces collaborations, définissant les rôles, les obligations et les modalités de financement (prise en charge des frais d'animation, mise à disposition d'équipements, formation des animateurs).

L'écosystème institutionnel de la CMU, avec sa gouvernance centrale solide (IPS-CNAM, ministères de tutelle, partenaires internationaux) et son ancrage territorial progressif (agences de proximité, guichets, caravanes,

ESPC, implication des acteurs locaux), constitue le dispositif organisationnel permettant de transformer l'ambition politique de couverture universelle en réalité opérationnelle sur le terrain. La solidité de cet écosystème, la clarté des rôles, la qualité de la coordination entre acteurs, et la capacité d'adaptation aux réalités locales déterminent en grande partie les chances de succès de la réforme.

CHAPITRE 5
ÉLIGIBILITÉ AU SYSTÈME ET OFFRE DE SOINS

La Couverture Maladie Universelle ne peut remplir sa promesse d'accessibilité aux soins pour tous que si deux conditions fondamentales sont réunies : d'une part, des règles d'éligibilité claires permettant à chacun de savoir s'il peut bénéficier du système et selon quelles modalités ; d'autre part, une offre de soins suffisante, accessible géographiquement, et de qualité acceptable. Ce chapitre détaille les critères d'éligibilité aux deux régimes (RGB et RAM), expose le socle technologique sur lequel repose l'identification sécurisée des assurés, et décrit l'architecture de l'offre de soins avec le panier de prestations couvertes, le réseau de prestataires conventionnés, et le parcours de soins coordonné.

5.1. Éligibilité et populations cibles

5.1.1. Le Régime Général de Base (RGB) : régime contributif

Le Régime Général de Base (RGB) constitue le pilier contributif de la CMU. Il cible l'ensemble des personnes ayant une capacité contributive, c'est-à-dire pouvant s'acquitter d'une cotisation mensuelle de 1 000 FCFA par personne.

Populations couvertes par le RGB

Le RGB couvre quatre grandes catégories de population.

1. Les fonctionnaires et agents de l'État

Cette catégorie comprend l'ensemble des personnels de la fonction publique, qu'ils soient actifs ou retraités. Pour les fonctionnaires actifs, la cotisation CMU de 1 000 FCFA par personne et par mois est prélevée à la source sur leur salaire par les soldes civile et militaire. Ce prélèvement automatique garantit un taux de recouvrement de 100% et une régularité des flux de trésorerie vers l'IPS-CNAM.

Pour les retraités de la fonction publique, la cotisation est prélevée sur leur pension de retraite par la Caisse Générale de Retraite des Agents de l'État (CGRAE). Cette disposition assure la continuité de la couverture au-delà de la vie active, évitant la rupture de droits au moment du passage à la retraite.

2. Les salariés et retraités du secteur privé

Les salariés du secteur privé formel constituent la deuxième grande catégorie du RGB. Le recouvrement de leurs cotisations est assuré par la Caisse Nationale de Prévoyance Sociale (CNPS) auprès des employeurs. La cotisation de 1 000 FCFA par personne et par mois est répartie à parts égales : 50% à la charge de l'employeur et 50% à la charge du salarié. Cette répartition paritaire s'inscrit dans la tradition bismarckienne de cofinancement patronal-salarial de la protection sociale.

Une disposition particulièrement solidaire mérite d'être soulignée : l'employeur prend également à sa charge 50% des cotisations du conjoint sans emploi de son salarié, ainsi que celles de six enfants âgés de moins de 21 ans ou en situation de handicap. Au-delà de six enfants, la totalité des cotisations supplémentaires est due par le salarié. Cette règle institue une forme de solidarité familiale soutenue par l'entreprise, allégeant le poids financier pour les familles nombreuses tout en incitant à la responsabilité parentale.

Les retraités du secteur privé voient leurs cotisations prélevées sur leur pension de retraite par la CNPS, assurant là encore la continuité de la couverture.

3. Les étudiants

Depuis janvier 2019, les étudiants sont affiliés obligatoirement à la CMU. Ils cotisent 1 000 FCFA par mois auprès de la CNPS. Cette affiliation obligatoire des étudiants répond à une double logique : d'une part, protéger cette population jeune contre le risque maladie, d'autant que les étudiants vivent souvent loin de leur famille et dans des conditions de précarité ; d'autre part, habituer les jeunes à la culture de l'assurance et de la mutualisation dès leur formation, facilitant leur adhésion ultérieure au système en tant que travailleurs actifs.

4. Les travailleurs indépendants du secteur informel

Cette quatrième catégorie est à la fois la plus nombreuse (93,6% des emplois en Côte d'Ivoire relèvent du secteur informel) et la plus difficile à couvrir. Les travailleurs indépendants – commerçants, artisans, transporteurs, agriculteurs, prestataires de services divers – n'ont pas d'employeur pour prélever leurs cotisations à la source. Ils doivent effectuer un paiement volontaire de 1 000 FCFA par mois.

Pour faciliter ce paiement, la CMU a misé sur les canaux de paiement mobile (mobile money), dont la pénétration est élevée en Côte d'Ivoire : Orange Money (#9160#), MTN Money (#9160#), Moov Money (**155*3*8*2#*). Ces plateformes permettent de payer rapidement, sans se déplacer, à toute heure, depuis n'importe quel lieu. Cette solution technique contourne les obstacles logistiques (distance aux guichets de paiement physiques, horaires d'ouverture limités) qui découragent souvent les paiements volontaires.

Subsidiairement, le paiement peut également s'effectuer via La Poste de Côte d'Ivoire et la BSIC (Banque Sahélo-Saharienne pour l'Investissement et le Commerce), offrant des alternatives pour ceux qui ne sont pas familiers avec le mobile money ou qui préfèrent les transactions en face à face.

Malgré ces facilités, le taux d'adhésion et surtout de paiement régulier dans le secteur informel reste faible. Sur 15 millions d'enrôlés en novembre 2024, moins de 2 millions sont à jour de cotisation, et la majorité de ces défaillances concerne le secteur informel. Les causes sont multiples : irrégularité des revenus (un agriculteur ou un petit commerçant peut avoir des périodes de revenus et des périodes de vaches maigres), méconnaissance des avantages de la CMU, manque de culture de l'assurance (payer à l'avance pour un risque futur incertain), méfiance envers les institutions publiques.

D'où l'importance des campagnes de sensibilisation, des Caravanes CMU, et de l'opération « CMU Zéro Cotisation » lancée en 2025 : en permettant au secteur informel de bénéficier de la CMU sans payer de cotisation jusqu'au 31 décembre 2025 (avec financement de la Banque Mondiale), le système espère démontrer concrètement les avantages de la couverture et ainsi fidéliser ces assurés pour qu'ils acceptent de cotiser régulièrement par la suite.

Modalités de prise en charge dans le RGB

Les assurés du RGB bénéficient d'une couverture à 70% : l'IPS-CNAM prend en charge 70% des frais de soins, et l'assuré paie un ticket modérateur de 30% sur place. Ce ticket modérateur vise à responsabiliser l'assuré et à éviter la surconsommation de soins, tout en maintenant un coût accessible puisqu'il s'applique à des tarifs négociés bien inférieurs aux tarifs de marché.

Un délai de carence d'un mois à compter du paiement de la première cotisation est requis avant l'ouverture du droit aux prestations (Décret n°2023-141 du 1er mars 2023). Ce délai, réduit par rapport aux versions antérieures, vise à éviter le phénomène de sélection adverse : des personnes qui ne s'inscrivent que lorsqu'elles sont sur le point de tomber malades, utilisent les services, puis cessent de cotiser une fois rétablies. Le délai de carence décourage ce comportement opportuniste tout en permettant une constitution minimale de réserves par le système.

5.1.2. Le Régime d'Assistance Médicale (RAM) : régime non contributif

Le Régime d'Assistance Médicale (RAM) incarne la dimension beveridgienne et solidaire de la CMU. Il cible les personnes qui, en raison de leur extrême pauvreté, ne peuvent s'acquitter de la cotisation de 1 000 FCFA par mois.

Critères d'éligibilité au RAM

Le RAM couvre les personnes de nationalité ivoirienne reconnues comme indigentes, c'est-à-dire économiquement faibles ou démunies. Cette restriction à la nationalité ivoirienne s'explique par des contraintes budgétaires (l'État ne peut financer la gratuité pour l'ensemble des résidents étrangers) et par un principe de souveraineté (chaque État protège prioritairement ses nationaux).

Sont également couverts les ayants droit à charge des personnes indigentes, selon les critères suivants :

- Le **conjoint sans activité rémunérée**.
- Les **enfants de moins de 21 ans** à charge.
- Les **enfants âgés de 14 à 21 ans** s'ils poursuivent des études (reconnaissance de l'importance de l'éducation et prolongation de la couverture pour ne pas pénaliser les familles investissant dans la scolarisation).

Les **personnes en situation de handicap**, quel que soit leur âge, dans l'impossibilité totale et définitive de se livrer à une activité rémunérée.

Ces critères reconnaissent que l'indigence n'est pas seulement une situation individuelle mais souvent familiale, et que protéger le chef de famille indigent sans protéger ses enfants et son conjoint serait incomplet.

Méthodologie de ciblage des indigents

La définition de l'indigence et l'identification des bénéficiaires du RAM constituent des enjeux majeurs. Mal ciblé, le RAM risque de commettre deux types d'erreurs : les erreurs d'inclusion (des non-indigents bénéficient du RAM, consommant des ressources publiques sans en avoir besoin) et les erreurs d'exclusion (des indigents réels sont laissés de côté, perpétuant leur exclusion).

Pour minimiser ces erreurs, la Côte d'Ivoire a adopté une méthodologie scientifique de ciblage inspirée des enquêtes ménages et du ciblage communautaire. Le processus est appliqué avec le soutien financier de la Banque Mondiale et le soutien technique de :

- L'**Institut National de la Statistique (INS)**, qui apporte son expertise en matière d'enquêtes socioéconomiques et de traitement de données.
- L'**École Nationale Supérieure de Statistique et d'Économie Appliquée (ENSEA)**, institution académique de référence pour les méthodes quantitatives en sciences sociales.
- L'expérience du **projet Filets Sociaux Productifs**, programme de protection sociale ciblant les ménages pauvres et disposant d'une méthodologie éprouvée.

Cette approche combine plusieurs outils :

Les indicateurs socioéconomiques et de patrimoine : possession de biens durables (télévision, réfrigérateur, moto, voiture), type de logement (matériaux de construction, nombre de pièces, accès à l'eau potable et à l'électricité), activités économiques du ménage (agriculture de subsistance ou commerciale, revenus mensuels estimés), niveau d'éducation du chef de ménage, taille de la famille.

Les scores de vulnérabilité : à partir de ces indicateurs, un score composite de vulnérabilité est calculé pour chaque ménage. Ce score permet de classer les ménages du plus pauvre au moins pauvre, et de fixer un seuil en deçà duquel un ménage est considéré comme indigent et éligible au RAM.

La validation communautaire : pour éviter que des erreurs statistiques ne conduisent à exclure des indigents réels ou à inclure des non-indigents, une étape de validation communautaire est organisée. Les listes préliminaires de ménages indigents sont soumises aux assemblées villageoises ou de quartier. Les membres de la communauté, qui connaissent intimement la situation de chacun, peuvent signaler des erreurs manifestes : tel ménage classé comme indigent mais qui dispose en réalité de revenus non déclarés, tel autre ménage oublié alors qu'il vit dans une extrême pauvreté.

Cette validation communautaire présente l'avantage de corriger les erreurs et d'assurer une appropriation locale du processus, renforçant la légitimité du ciblage. Elle comporte aussi des risques : influences politiques locales, exclusions discriminatoires (certains groupes ethniques ou religieux marginalisés), pressions sociales. D'où l'importance d'un encadrement rigoureux par l'INS et l'IPS-CNAM, et de mécanismes de recours pour les ménages contestant leur exclusion.

Calendrier de déploiement et objectifs

Le processus de ciblage des ménages indigents a débuté en 2017 et devait s'achever en 2025, s'étendant progressivement à l'ensemble des localités du pays. Initialement, environ 825 000 indigents ont été identifiés (chiffre du document de coproduction OMS 2019). L'objectif élargi annoncé en 2022 était de cibler 2,5 millions de personnes via le RAM, reflétant une extension significative du filet de sécurité sociale.

Ce déploiement progressif s'explique par les contraintes logistiques (nécessité de conduire des enquêtes de terrain dans des zones parfois enclavées) et budgétaires (chaque nouvel indigent couvert représente une charge pour le budget de l'État).

Modalités de prise en charge dans le RAM

Les bénéficiaires du RAM jouissent d'une couverture à 100% : ils ne paient aucune cotisation, aucun ticket modérateur, et bénéficient d'un tiers-payant intégral. Lorsqu'un indigent se présente dans une structure de santé conventionnée avec sa carte RAM, il reçoit les soins sans débourser un centime. L'IPS-CNAM règle directement et intégralement le prestataire.

Cette gratuité absolue reconnaît que pour les plus démunis, le moindre reste à charge constitue une barrière infranchissable. Elle incarne l'exigence de justice sociale : dans une société, personne ne devrait mourir ou souffrir faute de moyens pour se soigner.

Le financement est assuré par des subventions de l'État (85%) et des contributions des collectivités territoriales (15%). Ces ressources fiscales publiques traduisent un engagement politique fort en faveur de l'équité et de la solidarité nationale. Cependant, la soutenabilité de ce régime dépend de la capacité de l'État à mobiliser des ressources budgétaires croissantes à mesure que le nombre de bénéficiaires augmente. D'où l'importance des réflexions actuelles sur les taxes affectées (tabac, mobile money, ITS, TVA) pour pérenniser le financement du RAM.

5.2. Socle technologique et identification

La viabilité financière et la crédibilité de la CMU reposent en grande partie sur sa capacité à identifier de manière fiable et sécurisée chaque assuré, à éviter les fraudes à l'identité (une même personne enrôlée plusieurs fois sous des noms différents), et à garantir que la carte CMU est utilisée par son véritable titulaire. Ce défi a été relevé grâce à l'infrastructure biométrique du Registre

National des Personnes Physiques (RNPP) géré par l'Office National de l'État Civil et de l'Identification (ONECI).

5.2.1. Le Registre National des Personnes Physiques (RNPP) et l'ONECI

Le Registre National des Personnes Physiques (RNPP) constitue la base de données centrale d'identification de tous les citoyens ivoiriens et résidents légaux. Géré par l'Office National de l'État Civil et de l'Identification (ONECI), organisme public sous tutelle du Ministère de l'Intérieur, le RNPP repose sur le Numéro National d'Identification (NNI), identifiant unique attribué à chaque individu.

Composition et caractéristiques du NNI

Le NNI est un code de 11 chiffres composé de façon aléatoire et unique. Contrairement à certains identifiants qui encodent des informations (date de naissance, sexe, lieu de naissance), le NNI ivoirien est purement aléatoire, évitant les risques de déduction d'informations personnelles et les problèmes de collision (deux personnes nées le même jour au même endroit recevraient le même numéro dans un système encodé).

Le NNI est associé de manière indissociable à trois éléments :

- L'**état civil** (identité légale de la personne : nom, prénoms, date et lieu de naissance, filiation, nationalité).
- Les **données biométriques** : empreintes digitales des dix doigts et photo d'identité. Ces données biométriques constituent la clé de voûte du système, car elles sont intrinsèquement liées à

la personne et impossibles à falsifier ou à transférer.

- Un **document d'identité sécurisé** : carte d'identité nationale biométrique, passeport biométrique, attestation d'identité.

5.2.2. Le NNI comme identifiant de santé unique

Un décret a consacré le numéro d'immatriculation de la CMU comme l'identifiant de santé unique, seul valable pour singulariser les usagers des établissements sanitaires publics et privés sur l'ensemble du territoire national. Ce numéro d'immatriculation CMU est directement dérivé du NNI, établissant un lien fort entre l'identité civile et l'identité sanitaire.

Cette unification présente des avantages majeurs :

Interopérabilité administrative : Le NNI est désormais requis pour toutes les démarches administratives : numéro de sécurité sociale, numéro de CMU, compte contribuable auprès de l'administration fiscale, numéro matricule en entreprise. Cette convergence facilite les échanges de données entre administrations (dans le respect de la protection des données personnelles) et simplifie la vie des citoyens qui n'ont plus à gérer une multitude d'identifiants différents.

Lutte contre la fraude à l'identité : En associant de manière indissociable l'identité civile, un numéro unique et la biométrie, le système rend extrêmement difficile les tentatives de fraude. Une même personne ne peut s'enrôler plusieurs fois sous des identités différentes : ses empreintes digitales, déjà enregistrées lors de son premier enrôlement, seront détectées lors d'une tentative de ré-enrôlement. De même, une personne ne peut utiliser la carte CMU d'autrui

: au moment de la délivrance des soins, une vérification biométrique permet de confirmer que la personne présentant la carte est bien le titulaire légitime.

Unicité de l'assuré : Le contrôle biométrique au moment de la délivrance des soins constitue une innovation majeure. Alors que dans de nombreux systèmes d'assurance, la simple présentation d'une carte suffit (avec les risques de prêt ou de vol de carte), le système ivoirien exige une authentification biométrique. Le patient pose son doigt sur un lecteur biométrique, l'empreinte est comparée à celle enregistrée dans la base de données, et seule une correspondance positive autorise la prise en charge.

5.2.3. La carte d'assuré CMU biométrique

Chaque assuré affilié bénéficie d'une carte d'assuré CMU sur laquelle figure le numéro de sécurité sociale (13 chiffres) basé sur le NNI. Cette carte, sécurisée et infalsifiable, constitue le sésame d'accès aux soins.

Toutefois, un défi majeur subsiste : la production et la distribution des cartes. Sur 15 millions d'enrôlés en octobre 2024, environ un tiers seulement ont reçu leur carte physique. Cette lenteur s'explique par des contraintes techniques (production de cartes biométriques sécurisées) et logistiques (distribution dans des zones enclavées).

Cette situation crée un paradoxe : des personnes enrôlées et théoriquement couvertes ne peuvent accéder aux soins faute de carte. Des solutions temporaires ont été mises en place : attestations provisoires, vérification sur liste via le système d'information. Mais l'accélération de la production et de la distribution des cartes reste une priorité absolue pour traduire concrètement l'enrôlement en accès effectif aux soins.

5.2.4. L'applicatif métier : Activ'Premium

L'IPS-CNAM a déployé l'applicatif « **Activ'Premium** » qui assure la gestion du système de la CMU via plusieurs modules interconnectés :

- **Module Enrôlement** : collecte et validation des données d'identité, capture biométrique, génération du numéro CMU.
- **Module Référentiels** : gestion des nomenclatures (pathologies couvertes, actes médicaux, médicaments, tarifs), des prestataires conventionnés, des OGD.
- **Module Immatriculation** : attribution des numéros CMU, production des cartes.
- **Module Cotisation** : suivi des paiements, identification des retards, relances.
- **Module Prestations** : facturation des soins par les prestataires, liquidation (calcul des montants à rembourser), paiement.
- **Module Décisionnel** : tableaux de bord, statistiques, indicateurs de pilotage (nombre d'enrôlés, taux de cotisation, taux d'utilisation, coûts moyens).

L'efficacité de cet applicatif détermine en grande partie la fluidité du système. Un système d'information performant permet des enrôlements rapides, des vérifications instantanées des droits au moment de la consultation, des remboursements rapides aux prestataires. À l'inverse, des bugs, des lenteurs, des incohérences de données paralysent le système et découragent tant les assurés que les prestataires.

5.3. Offre de soins et prestataires

L'éligibilité et l'identification sécurisée ne suffisent pas. Encore faut-il que les assurés puissent effectivement accéder à des structures de soins, que ces structures soient conventionnées par la CMU, qu'elles appliquent les tarifs négociés, et qu'elles offrent un niveau de qualité acceptable. Cette section décrit le panier de soins couvert, le réseau de prestataires, et les relations contractuelles entre l'IPS-CNAM et les prestataires.

5.3.1. Le panier de soins : garantir l'essentiel

Le panier de soins définit l'étendue de la couverture : quelles pathologies, quels actes médicaux, quels médicaments sont pris en charge par la CMU. Ce panier résulte d'un arbitrage entre l'ambition de couvrir le maximum de besoins de santé et la contrainte de soutenabilité financière du système.

Textes de référence

Le panier de soins de la CMU est défini par le Décret n°2017-149 du 1er mars 2017 fixant la liste des affections, des actes de médecine et de biologie et la liste des médicaments couverts. Les tarifs applicables sont fixés par l'Arrêté interministériel n°003/MSHP/MEPS du 4 janvier 2019 fixant les tarifs des actes de santé applicables aux assurés de la CMU dans les établissements sanitaires publics et privés investis d'une mission de service public.

Ces textes ont été élaborés en concertation avec les professionnels de santé, les établissements de soins, et les partenaires techniques (OMS, experts en économie de la santé), afin de garantir que le panier réponde aux besoins prioritaires de santé de la population ivoirienne tout en restant financièrement soutenable.

Contenu du panier de soins (données 2025)

Le panier de soins de la CMU couvre actuellement :

- **170 pathologies**.
- **964 spécialités médicamenteuses**.
- **24 classes thérapeutiques**.
- **511 molécules (Dénomination Commune Internationale - DCI)**.

Ces chiffres témoignent d'une couverture substantielle, bien au-delà du strict minimum vital. Les pathologies couvertes incluent les affections courantes (infections respiratoires, diarrhées, paludisme, fièvre typhoïde) mais aussi des pathologies plus lourdes nécessitant des interventions chirurgicales ou des hospitalisations prolongées.

Actes et spécialités médicales couverts

Les actes couverts comprennent :

- Les **consultations** : médecins généralistes et spécialistes, infirmiers diplômés d'État, sages-femmes diplômées d'État.
- Les **examens de laboratoire** (biologie médicale) : analyses de sang, d'urines, de selles, sérologies.
- Les **actes d'imagerie médicale** : radiographies, échographies, scanners (selon disponibilité et indication médicale).

- Les **actes de chirurgie** des pathologies couvertes : interventions courantes (appendicectomie, hernies, césariennes) et interventions plus spécialisées.
- Les **hospitalisations** : séjours en observation, hospitalisations de courte et moyenne durée.
- Les **soins d'urgence** : prise en charge immédiate des patients dont le pronostic vital est engagé.
- La transfusion sanguine.
- Les **actes paramédicaux** : soins infirmiers, soins des sages-femmes, kinésithérapie.
- Les **médicaments essentiels** selon la liste définie.
- Les **accouchements et césariennes** : déjà pris en charge dans le cadre de la politique de gratuité en vigueur, intégrée à la CMU.

Les **spécialités médicales couvertes** (hors maladies chroniques) incluent :

- Gynécologie-Obstétrique,
- Pédiatrie,
- Médecine générale,
- Chirurgie générale,
- Cardiologie, Dermatologie,
- Ophtalmologie,
- ORL (Oto-Rhino-Laryngologie),
- Pneumologie,
- Gastro-entérologie,

- Rhumatologie,
- Traumatologie-Orthopédie,
- Urologie,
- Neurologie.

Cette large palette de spécialités permet de répondre à la diversité des besoins de santé, évitant que des pathologies fréquentes soient laissées hors champ.

Tarifs négociés et accessibilité financière

Le ticket modérateur de 30% pour le RGB (0% pour le RAM) s'applique à des tarifs négociés drastiquement inférieurs aux tarifs de marché. Quelques exemples concrets (données 2019) :

Consultations :

- Niveau 1 (Centres de santé) : entre 100 et 500 FCFA, dont 30% (30 à 150 FCFA) à la charge de l'assuré.
- Niveau 2 (CHR) : entre 1 000 et 1 500 FCFA pour un généraliste (300 à 450 FCFA de ticket modérateur), entre 2 000 et 2 500 FCFA pour un spécialiste (600 à 750 FCFA).
- Niveau 3 (CHU) : 5 000 FCFA pour un spécialiste (1 500 FCFA de ticket modérateur).

Hospitalisation :

- Niveau 1 : 500 FCFA pour une mise en observation (150 FCFA de ticket modérateur).

- Niveau 2 (CHR) : forfait de 10 jours entre 5 000 et 10 000 FCFA selon la catégorie de chambre (1 500 à 3 000 FCFA).
- Niveau 3 (CHU) : forfait journalier entre 5 000 et 7 500 FCFA selon la catégorie de chambre (1 500 à 2 250 FCFA).

Médicaments : Le prix public des médicaments CMU est aligné sur le prix de vente de la Nouvelle Pharmacie de la Santé Publique (NPSP), centrale d'achat pharmaceutique publique garantissant des prix bas. Le ticket modérateur de 30% s'applique à ce prix public.

Exemple : Un traitement antibiotique pour une fièvre typhoïde (10 jours chez un adulte) coûte 460 FCFA dans le cadre de la CMU, dont 138 FCFA de ticket modérateur à payer par l'assuré du RGB. Hors CMU, le même traitement avec le générique le moins cher coûterait 4 600 FCFA, soit 10 fois plus cher.

Cet exemple illustre l'impact concret de la CMU sur l'accessibilité financière. Même avec le ticket modérateur, le coût réel pour l'assuré est 33 fois inférieur au coût hors CMU (138 FCFA vs 4 600 FCFA).

Les médicaments de la CMU sont accessibles au même prix dans les pharmacies des hôpitaux publics et dans les officines privées agréées sur toute l'étendue du territoire, garantissant une équité tarifaire.

Limites du panier de soins

Tout panier de soins comporte des limites. Certaines pathologies rares ou très coûteuses peuvent ne pas être couvertes. Certains médicaments de dernière génération, très onéreux, peuvent être exclus au profit de génériques plus anciens mais efficaces. Certaines interventions hautement spécialisées (greffes d'organes, neurochirurgie complexe) peuvent nécessiter une autorisation préalable ou être exclues.

Ces limites résultent d'arbitrages entre l'exhaustivité de la couverture et la soutenabilité financière. Un panier de soins illimité serait financièrement insoutenable, conduisant à l'effondrement du système. Un panier trop restrictif ne remplirait pas sa mission de protection contre le risque maladie. Le panier actuel de 170 pathologies et 964 spécialités médicamenteuses vise un équilibre entre ces exigences, et il est amené à évoluer : extension progressive à mesure que les ressources le permettent, ajustements en fonction des besoins de santé émergents (nouvelles maladies, évolutions épidémiologiques).

5.3.2. Le réseau de soins : prestataires conventionnés

Le panier de soins ne prend vie que s'il existe un réseau de prestataires appliquant les tarifs CMU et acceptant le tiers-payant. Ce réseau se constitue par le conventionnement.

Principe du conventionnement

Les prestations garanties par la CMU ne sont prises en charge que si elles sont délivrées par un prestataire ayant signé une convention individuelle ou ayant adhéré à une convention collective avec l'IPS-CNAM. Ces prestataires peuvent être publics ou privés.

Le conventionnement établit un cadre contractuel précisant :

- Les **tarifs applicables** : tarifs négociés inférieurs aux tarifs de marché.
- Les **modalités de facturation** : procédures de transmission des factures à l'IPS-CNAM ou aux OGD Prestations.
- Les **délais de paiement** : engagement de l'IPS-CNAM à payer les prestataires dans un délai défini (30, 60 ou 90 jours selon les cas).
- Les **obligations de qualité** : respect des protocoles de soins, tenue de dossiers médicaux, formation continue du personnel.
- Les **sanctions en cas de non-respect** : suspension temporaire ou rupture de convention en cas de fraude, de surfacturation, de non-respect des tarifs, de refus de soins.

Nombre et répartition des prestataires conventionnés (données 2025)

Le réseau de la CMU compte :

- Près de 3 000 établissements sanitaires publics appliquant effectivement la CMU sur le terrain, soit environ 60% des établissements sanitaires publics du pays.
- Environ 1 200 pharmacies privées appliquant la CMU.

Ce réseau est en forte progression. Au début du programme, seules 241 pharmacies étaient conventionnées, puis 741, et maintenant 1 200. Cette augmentation témoigne de l'attractivité croissante de la CMU pour les prestataires privés : un flux de patients assurés, des paiements garantis (même si parfois retardés), une sécurisation des recettes.

Cependant, des disparités géographiques persistent. Les zones rurales et enclavées restent sous-dotées. Les régions les moins bien dotées (Folon, Bounkani, Gbôklè) disposent de peu d'établissements et de lits, limitant l'accès effectif aux soins pour leurs populations.

Taux d'utilisation et défis

Le taux d'utilisation des services CMU a connu une progression remarquable : 9% en 2023, 24% en mai 2025, soit une multiplication par trois en deux ans, avec une progression encore plus marquée en milieu rural (multiplication par 3 à 4).

Cette augmentation témoigne d'une appropriation progressive du dispositif par la population et d'une amélioration de la confiance dans le système. Cependant, le fait que seuls 500 000 assurés sur 15 millions d'enrôlés aient effectivement utilisé les services en 2024 révèle un écart important entre enrôlement et utilisation effective.

- Les causes de ce décalage sont multiples :
- Décalage entre enrôlement et production/distribution des cartes : seulement un tiers des enrôlés ont leur carte.
- Non-paiement des cotisations : moins de 2 millions sont à jour de cotisation, suspendant leur droit aux prestations.
- Manque de sensibilisation sur les avantages et le fonctionnement de la CMU.
- Réticences culturelles : préférence persistante pour la médecine traditionnelle, manque de culture de l'assurance.
- Méfiance envers les institutions publiques.

Problèmes d'accès géographique : malgré les progrès, certaines zones restent éloignées des structures de soins.

5.3.3. Relations avec les prestataires : entre partenariat et régulation

Conventionnement et contrôle médical

Les conventions avec les prestataires ne sont pas de simples contrats commerciaux. Elles s'inscrivent dans une logique de partenariat régulé où l'IPS-CNAM, en tant que payeur unique ou principal pour des millions d'assurés, dispose d'un pouvoir de négociation et de contrôle considérable.

Le contrôle médical constitue un volet essentiel de cette régulation. L'IPS-CNAM emploie des médecins-conseils chargés de :

- Vérifier la conformité des prescriptions : les actes facturés correspondent-ils bien à des pathologies couvertes ? Les prescriptions sont-elles conformes aux protocoles ?
- Détecter les fraudes : surfacturations, facturation d'actes non réalisés, prescriptions abusives.
- Contrôler la qualité des soins : respect des bonnes pratiques, disponibilité des médicaments essentiels, hygiène des locaux.

Des audits réguliers sont menés dans les établissements conventionnés. Des échantillons de dossiers médicaux sont analysés. Des indicateurs de performance sont suivis (coût moyen par patient, durée moyenne de séjour, taux de réadmission).

Démarche qualité

Au-delà du contrôle a posteriori, l'IPS-CNAM encourage une démarche qualité proactive : formation continue des professionnels de santé aux protocoles CMU, diffusion de bonnes pratiques, certifications qualité pour les établissements exemplaires, primes à la performance pour récompenser les prestataires offrant les meilleurs résultats (satisfaction des patients, efficience des soins, respect des protocoles).

Cette démarche qualité vise à transformer la relation IPS-CNAM / prestataires d'une logique purement transactionnelle (je paie, tu fournis) à une logique de partenariat pour la qualité : ensemble, nous poursuivons l'objectif de soins de qualité accessibles à tous.

Difficultés et tensions

La relation entre l'IPS-CNAM et les prestataires n'est pas exempte de tensions. Les prestataires se plaignent parfois de retards de paiement, mettant en difficulté leur trésorerie. Ils estiment parfois les tarifs négociés trop bas, ne couvrant pas leurs coûts réels, particulièrement pour les actes techniques nécessitant des équipements coûteux.

L'IPS-CNAM, de son côté, pointe des cas de surfacturation, de prescriptions abusives, de refus de soins envers des assurés CMU (certains prestataires, particulièrement dans le privé, préférant des patients payant cash ou couverts par des assurances privées plus rémunératrices).

Ces tensions sont inhérentes à tout système d'assurance où un tiers payeur négocie des tarifs avec des prestataires autonomes. La clé est de maintenir un dialogue permanent, des mécanismes d'arbitrage pour régler les litiges, et une transparence dans les règles du jeu.

Le système d'éligibilité clair (RGB pour les contributifs, RAM pour les indigents), l'infrastructure biométrique robuste (NNI, RNPP, cartes sécurisées), le panier de soins substantiel (170 pathologies, 964 spécialités, tarifs négociés accessibles), et le réseau de prestataires en expansion (3 000 établissements publics, 1 200 pharmacies privées) constituent les fondations opérationnelles permettant à la CMU de traduire ses ambitions en réalité concrète pour les Ivoiriens. Les défis demeurent importants – accélérer la production des cartes, augmenter le taux de paiement des cotisations dans le secteur informel, étendre le réseau de soins dans les zones sous-dotées, améliorer la qualité – mais les progrès accomplis en quelques années témoignent de la viabilité et du potentiel du modèle ivoirien.

CHAPITRE 6
INGÉNIERIE FINANCIÈRE ET ACTUARIELLE

La viabilité et la pérennité de la Couverture Maladie Universelle reposent in fine sur sa solidité financière et actuarielle. Un système d'assurance maladie, aussi généreux et ambitieux soit-il, ne peut survivre durablement s'il dépense systématiquement plus qu'il ne collecte, s'il ne maîtrise pas l'évolution de ses coûts, ou s'il ne dispose pas de réserves suffisantes pour absorber les chocs. L'ingénierie financière et actuarielle constitue donc le soubassement technique sur lequel reposent les ambitions politiques et sociales de la CMU. Ce chapitre expose les mécanismes de mobilisation des ressources, les dispositifs de maîtrise des risques financiers, et les enjeux de viabilité actuarielle à long terme.

6.1. Mobilisation des ressources

La CMU ivoirienne mobilise des ressources financières provenant de sources diversifiées : cotisations sociales, taxes affectées, subventions de l'État. Cette diversification des sources de financement vise à la fois à élargir l'assiette de financement et à réduire la vulnérabilité du système face à la défaillance d'une source unique.

6.1.1. *Mécanismes de collecte : cotisations sociales*

Le Régime Général de Base (RGB) est financé par des cotisations sociales de 1 000 FCFA par personne et par mois. Ces cotisations constituent la source principale de revenus du système pour la population contributive.

Prélèvement à la source dans le secteur formel

Pour les travailleurs du secteur formel (fonctionnaires, salariés du secteur privé, retraités de la fonction publique et du privé), les cotisations sont prélevées à la source. Ce mécanisme présente des avantages considérables en termes d'efficacité du recouvrement.

Le taux de recouvrement dans le secteur formel approche les 100% : les employeurs (publics et privés) sont légalement tenus de prélever les cotisations CMU en même temps que les autres prélèvements sociaux (retraite, prestations familiales, accidents du travail) et de les reverser aux Organismes Gestionnaires Délégués (CNPS, CGRAE, soldes civile et militaire). Le non-respect de cette obligation expose les employeurs à des sanctions administratives et pénales (amendes, poursuites judiciaires, inscription sur des listes noires interdisant l'accès aux marchés publics).

Le prélèvement à la source garantit également un flux de trésorerie régulier et prévisible pour l'IPS-CNAM. Chaque mois, les OGD Cotisations reversent à l'IPS-CNAM les montants collectés, permettant une planification budgétaire fiable.

Cependant, le secteur formel ne représente que 6,4% des emplois en Côte d'Ivoire. Les recettes issues des cotisations du formel, bien que fiables, ne peuvent à elles seules financer un système de couverture universelle.

Paiement volontaire dans le secteur informel : le défi majeur

Pour les travailleurs du secteur informel (93,6% des emplois), le prélèvement à la source est impossible. Le recouvrement repose sur le paiement volontaire des cotisations par les intéressés via les canaux de mobile money, La Poste, ou la BSIC.

Le **taux de recouvrement effectif** dans le secteur informel reste très faible. Sur les 15 millions d'enrôlés en novembre 2024, moins de 2 millions sont à jour de cotisation. Plusieurs facteurs expliquent ce faible taux :

L'irrégularité des revenus : Contrairement aux salariés du formel qui perçoivent un salaire mensuel fixe, les travailleurs de l'informel ont des revenus fluctuants : un commerçant peut réaliser de bonnes ventes un mois et de mauvaises le mois suivant ; un agriculteur perçoit l'essentiel de ses revenus au moment de la récolte, mais peut passer plusieurs mois sans revenus. Cette irrégularité rend difficile le respect d'un engagement mensuel fixe de 1 000 FCFA.

Le manque de culture de l'assurance : De nombreux travailleurs de l'informel, habitués à gérer leur vie au jour le jour, n'ont pas la culture de l'épargne précautionnelle ou de l'assurance. L'idée de payer pour un service que l'on n'utilise pas immédiatement (puisqu'on ne tombe pas malade tous les mois) peut sembler contre-intuitive. La logique de mutualisation des risques, évidente pour un actuaire ou un économiste, ne l'est pas nécessairement pour un petit vendeur de marché.

La méfiance envers les institutions publiques : Après des décennies de dysfonctionnements administratifs, de promesses non tenues, et parfois de corruption, une méfiance s'est installée envers les institutions publiques. Certains craignent que leurs cotisations ne soient détournées, que le système ne fonctionne pas quand ils en auront besoin, ou qu'on leur refuse les soins malgré leurs paiements.

Le manque d'information : Beaucoup d'enrôlés ne comprennent pas concrètement ce que la CMU leur apporte. Ils ont entendu parler d'un système d'assurance maladie, se sont enrôlés lors d'une caravane, mais n'ont pas reçu leur carte, n'ont jamais utilisé les services, et ne voient donc pas l'intérêt de continuer à cotiser.

Face à ces défis, plusieurs stratégies sont expérimentées ou envisagées :

L'adaptation des modalités de paiement : Permettre des paiements trimestriels, semestriels ou annuels plutôt que mensuels, pour tenir compte de l'irrégularité des revenus. Pour les agriculteurs, synchroniser les paiements avec les périodes de récolte.

Les incitations positives : Offrir des bonus aux assurés qui cotisent régulièrement (réduction du ticket modérateur, extension du panier de soins, accès à des services complémentaires). L'opération « CMU Zéro Cotisation » de 2025 s'inscrit dans cette logique : offrir une période de gratuité pour permettre aux populations de découvrir le système, dans l'espoir qu'elles acceptent ensuite de cotiser.

La sensibilisation intensive : Multiplier les campagnes d'information montrant concrètement les avantages de la CMU (témoignages d'assurés satisfaits, démonstrations de l'écart de coûts entre soins avec et sans CMU, explications pédagogiques sur la mutualisation des risques).

L'implication des organisations professionnelles : Travailler avec les associations de commerçants, les coopératives agricoles, les syndicats d'artisans, pour promouvoir la CMU auprès de leurs membres et faciliter le paiement collectif des cotisations.

6.1.2. Taxes affectées : élargir l'assiette de financement

Au-delà des cotisations sociales, la mobilisation de taxes affectées constitue une piste prometteuse pour élargir l'assiette de financement du système CMU et réduire la pression sur les cotisations.

La taxe sur le tabac : un gisement inexploité

La taxation du tabac présente plusieurs avantages : elle génère des revenus importants (la consommation de tabac étant relativement inélastique au prix), elle produit des effets positifs de santé publique (la hausse des prix décourage la consommation, particulièrement chez les jeunes et les populations à faibles revenus), et elle incarne une forme de justice : ceux qui adoptent des comportements nocifs pour leur santé contribuent davantage au financement du système de santé.

En Côte d'Ivoire, le taux actuel des taxes d'accise sur le tabac (avant 2024) était de 15,9% du prix moyen de vente au détail, bien inférieur au seuil de 70% recommandé par l'OMS. La Loi de Finances 2025 a relevé la taxe sur le tabac de 49% à 70%, et doublé la base imposable. Cette hausse significative constitue un progrès.

Selon les projections, l'application de la directive CEDEAO sur la taxation du tabac (taxe spécifique recommandée de 0,02 USD par cigarette et 20,00 USD par kilogramme d'autres produits dérivés du tabac) pourrait, si elle était mise en œuvre, augmenter le prix de vente des cigarettes de 48%, diminuer le volume des ventes de 24%, et augmenter les recettes des droits d'accises de 177%.

Plusieurs études (OCDE 2020, CICODEV Afrique, P4H Network) recommandent l'affectation d'une partie des recettes de la taxe sur le tabac au financement de la CMU.

Il convient de noter qu'à ce jour, aucune affectation directe des recettes de la taxe tabac à la CMU n'a été mise en œuvre. Les recettes actuelles de la fiscalité sur le tabac financent le budget général de l'État, les fédérations sportives (via la taxe sport) et le Programme National de Lutte contre le Tabagisme.

Cependant, une affectation partielle de ces recettes à la CMU constituerait une piste prometteuse de diversification du financement. Une affectation de, par exemple, 30% des recettes de la taxe tabac à la CMU pourrait générer des ressources substantielles, de l'ordre de plusieurs dizaines de milliards de FCFA par an. Cette proposition, étudiée par le P4H Network et l'IPS-CNAM, mériterait d'être concrétisée dans le cadre d'une loi de finances future.

Cette affectation aurait également un effet symbolique et pédagogique : les fumeurs contribuent directement au financement de la santé, créant un lien visible entre comportements à risque et solidarité collective.

Autres sources de financement innovantes étudiées

Plusieurs autres sources de financement ont été étudiées par l'IPS-CNAM avec l'appui du P4H Network (réseau international pour la couverture sanitaire universelle) :

Taxe sur les transferts d'argent par mobile money : La Côte d'Ivoire connaît une explosion des transactions de mobile money (Orange Money, MTN Money, Moov Money). Une taxe minime (par exemple 0,5%) sur ces transactions pourrait générer des ressources considérables compte tenu du volume quotidien de transactions. Cependant, cette taxe présente des risques : décourager l'inclusion financière, pénaliser les populations pauvres qui utilisent massivement le mobile money pour leurs transactions du quotidien, favoriser le retour au cash.

Taxe carbone : Une taxe sur les émissions de carbone ou sur la consommation d'énergies fossiles pourrait à la fois générer des revenus et encourager la transition écologique. Toutefois, la mise en œuvre d'une telle taxe exige des capacités techniques de mesure et de contrôle importantes.

Affectation de 5% de l'ITS (Impôt sur les Traitements et Salaires) à la CMU : Cette proposition consiste à affecter une part de l'impôt sur les salaires au financement de la CMU. Elle présente l'avantage de s'appuyer sur une infrastructure fiscale existante et un flux de revenus régulier. Cependant, elle peut être perçue comme une double imposition des salariés (qui paient déjà des cotisations CMU).

Affectation de 5% de la TVA à la CMU : Sur le modèle du Ghana (2,5% de la TVA affectés au NHIS), cette proposition permettrait de mobiliser des ressources fiscales importantes. La TVA est un impôt à large assiette touchant l'ensemble de la consommation. Cependant, la TVA est un impôt régressif (les pauvres consacrent une part plus importante de leur revenu à la consommation que les riches), et son affectation exclusive à la santé pourrait être contestée par d'autres secteurs prioritaires (éducation, infrastructures).

Taxe unique sur les salaires (taux réduit) : Il s'agirait d'une taxe spécifique sur les salaires du secteur formel, distincte des cotisations sociales, et affectée au financement de la CMU. Cette proposition se heurte toutefois au risque de surcharge fiscale du secteur formel, déjà lourdement taxé.

L'objectif de ces études est de déterminer les mécanismes et modalités de mobilisation des ressources financières de source fiscale pour assurer l'équilibre financier de la Caisse Nationale d'Assurance Maladie et pérenniser ainsi la CMU. Les montants exacts estimés des recettes potentielles de chacune de ces taxes affectées ne sont pas disponibles publiquement dans les sources consultées, mais les études techniques réalisées fournissent aux décideurs des éléments d'arbitrage.

6.1.3. Subventions de l'État : le financement de la solidarité (RAM)

Le Régime d'Assistance Médicale (RAM) est financé à 85% par des subventions de l'État et à 15% par des contributions des collectivités territoriales. Ce financement public incarne la dimension beveridgienne et solidaire de la CMU.

Budgétisation et arbitrages

Le financement du RAM relève du budget de l'État et fait l'objet d'un arbitrage annuel dans le cadre de la loi de finances. Cet arbitrage met en balance les besoins de financement de la santé (et spécifiquement du RAM) avec ceux d'autres secteurs prioritaires : éducation, infrastructures, sécurité, défense, agriculture, administration.

Le budget du Ministère de la Santé s'élève à une moyenne de 543,2 milliards FCFA par an sur la période 2021-2024 (budget total cumulé de 2 172,9 milliards FCFA). La répartition par source de financement montre que les ressources propres de l'État (Trésor) constituent 77,06% du financement, les emprunts 13,41%, et les dons 9,53%.

Le budget exact de l'IPS-CNAM, ainsi que le montant exact des subventions de l'État au RAM, ne sont pas disponibles publiquement dans les sources consultées. Cette absence de transparence sur les données budgétaires détaillées est regrettable, car elle limite la possibilité d'un débat public informé sur les choix de financement et les arbitrages opérés.

Soutenabilité budgétaire du RAM

La soutenabilité budgétaire du RAM dépend de plusieurs facteurs :

L'évolution du nombre de bénéficiaires : L'objectif est de couvrir 2,5 millions de personnes via le RAM. Si ce nombre augmente significativement (élargissement des critères d'éligibilité, meilleure identification des indigents), les dépenses de l'État augmenteront proportionnellement.

Le taux d'utilisation des services : Plus les bénéficiaires du RAM utilisent les services de santé, plus les dépenses sont élevées. Or, le taux d'utilisation progresse rapidement (9% en 2023, 24% en mai 2025). Cette progression, positive en termes d'accès aux soins, crée une pression budgétaire croissante.

Le coût moyen des prestations : Si les coûts des soins augmentent (inflation médicale, élargissement du panier de soins, recours à des technologies plus coûteuses), les dépenses par bénéficiaire du RAM augmenteront.

La capacité fiscale de l'État : La capacité de l'État à financer le RAM dépend de ses recettes fiscales, elles-mêmes dépendantes de la croissance économique, de l'efficacité de la collecte fiscale, et de la lutte contre la fraude et l'évasion fiscales.

Plusieurs scénarios de soutenabilité sont possibles :

Scénario optimiste : Si la croissance économique se maintient à un rythme soutenu (7-8% par an), si les recettes fiscales augmentent grâce à l'élargissement de l'assiette et à l'amélioration du recouvrement, et si les coûts de santé sont maîtrisés, l'État pourra augmenter progressivement ses subventions au RAM pour couvrir un nombre croissant d'indigents.

Scénario pessimiste : Si la croissance ralentit, si les recettes fiscales stagnent ou diminuent (crise économique, choc externe), et si les coûts de santé explosent, l'État sera contraint soit de réduire le nombre de bénéficiaires du RAM (resserrement des critères d'éligibilité), soit de réduire le panier de soins couvert, soit de réintroduire un ticket modérateur pour les indigents (ce qui contredirait la philosophie même du RAM).

6.2. Maîtrise des risques

La viabilité financière de la CMU ne dépend pas uniquement du niveau des ressources mobilisées, mais aussi de la capacité à maîtriser l'évolution des dépenses et à contrôler les risques financiers, actuariels et opérationnels.

6.2.1. Équilibre financier à long terme et viabilité actuarielle

Un système d'assurance maladie est financièrement viable à long terme si, sur l'ensemble du cycle actuariel, les recettes (cotisations + subventions + placements financiers) couvrent les dépenses (prestations + frais de gestion) et permettent de constituer des réserves suffisantes pour absorber les fluctuations et les chocs.

Ratio recettes / dépenses : l'équation fondamentale

L'équation fondamentale de l'équilibre actuariel est simple : Recettes ≥ Dépenses + Constitution de réserves.

Pour le **Régime Général de Base (RGB)** :

- **Recettes** = (Nombre d'assurés à jour de cotisation) × (Cotisation mensuelle de 1 000 FCFA) × 12 mois.
- **Dépenses** = (Nombre d'assurés utilisateurs) × (Coût moyen des prestations par assuré utilisateur) × (Taux de prise en charge de 70%).

Pour le **Régime d'Assistance Médicale (RAM)** :

- **Recettes** = Subventions de l'État (85%) + Contributions des collectivités territoriales (15%).
- **Dépenses** = (Nombre de bénéficiaires utilisateurs) × (Coût moyen des prestations par bénéficiaire utilisateur) × (Taux de prise en charge de 100%).

L'équilibre dépend donc de plusieurs variables clés :

Le taux de couverture effective : Quelle proportion de la population éligible est effectivement enrôlée et à jour de cotisation ? Actuellement, sur 22,7 millions d'enrôlés, moins 10% sont à jour de cotisation. Si ce taux ne s'améliore pas, les recettes du RGB resteront insuffisantes.

Le taux d'utilisation : Quelle proportion des assurés utilisent effectivement les services sur une période donnée ? Actuellement 24%. Si ce taux augmente significativement (par exemple à 50% ou 60%), les dépenses exploseront, sauf si les tarifs négociés permettent de les absorber.

Le coût moyen des prestations : Combien coûte en moyenne la prise en charge d'un assuré utilisateur sur une année ? Ce coût dépend de la fréquence de recours (nombre de consultations, d'hospitalisations), de la gravité des pathologies traitées, et des tarifs négociés.

Les frais de gestion : Combien coûte le fonctionnement de l'IPS-CNAM et des OGD (salaires, locaux, systèmes d'information, communication, contrôles) ? Ces frais de gestion doivent être maîtrisés pour ne pas absorber une part excessive des cotisations.

Alerte de l'OCDE sur la soutenabilité

Le rapport OCDE de 2020 sur la mobilisation des recettes fiscales pour le financement de la santé en Côte d'Ivoire tire la sonnette d'alarme : « Selon l'OCDE, le régime de la CMU risque de ne pas être soutenable dans les cinq années à venir si le taux de cotisation et/ou le financement public ne sont pas ajustés. »

Cette alerte repose sur plusieurs constats :

Le taux de cotisation de 1 000 FCFA pourrait s'avérer insuffisant : Ce montant a été calibré en 2014-2019 sur la base de projections actuarielles. Depuis, l'inflation a réduit le pouvoir d'achat de ce montant, et les coûts des soins ont augmenté. Si le taux de cotisation n'est pas régulièrement réévalué pour tenir compte de l'inflation et de l'évolution des coûts médicaux, un déséquilibre apparaîtra.

Le taux de recouvrement dans le secteur informel est très faible : Avec moins de 10% d'assurés à jour de cotisation sur 22,7 millions d'enrôlés, les recettes effectives sont très inférieures aux recettes théoriques. Si ce taux ne s'améliore pas drastiquement, le système sera sous-financé.

L'augmentation du taux d'utilisation crée une pression sur les dépenses : Le taux d'utilisation a triplé en deux ans (9% → 24%). Si cette tendance se poursuit, les dépenses de prestations augmenteront rapidement, nécessitant soit une augmentation des cotisations, soit une augmentation du ticket modérateur, soit une réduction du panier de soins, soit une augmentation des subventions publiques.

Le financement public du RAM est incertain : Le RAM dépend entièrement des subventions de l'État, donc de la volonté politique et de la capacité budgétaire. En cas de crise économique ou de changement de priorités politiques, le financement du RAM pourrait être réduit, compromettant la couverture des indigents.

Projections actuarielles : une nécessité urgente

Pour éclairer les décisions stratégiques, des projections actuarielles détaillées sont nécessaires. Ces projections doivent modéliser l'évolution du système sur 5, 10, 15 ans en fonction de différents scénarios (optimiste, médian, pessimiste) concernant :

- L'évolution démographique (croissance de la population, vieillissement).
- L'évolution épidémiologique (prévalence des pathologies, émergence de nouvelles maladies).
- L'évolution du marché du travail (taux de formalisation, revenus du secteur informel).
- L'évolution des coûts de santé (inflation médicale, progrès technologiques).
- Les hypothèses de gestion (taux de recouvrement, taux d'utilisation, frais de gestion).

Ces projections permettent de déterminer le point mort (nombre minimum d'assurés cotisant pour couvrir les coûts fixes), d'estimer les besoins de financement futurs, d'anticiper les déséquilibres éventuels, et de tester la sensibilité du système à différentes hypothèses.

Les projections actuarielles détaillées à 5, 10, 15 ans, le ratio actuariel optimal cotisations/prestations, le point mort, et les analyses de sensibilité ne sont pas disponibles publiquement dans les sources consultées. Cette absence de données actuarielles publiques limite la transparence et la redevabilité du système.

6.2.2. Dispositifs de lutte contre la fraude et contrôle de l'évolution des dépenses

La maîtrise des risques passe également par la lutte contre la fraude et le contrôle de l'évolution des dépenses.

Typologie des fraudes dans les systèmes d'assurance maladie

Les systèmes d'assurance maladie sont exposés à plusieurs types de fraudes :

Fraude à l'identité : Un assuré prête ou vend sa carte à une personne non assurée, lui permettant de bénéficier indûment de la prise en charge. Le NNI et le contrôle biométrique visent à prévenir ce type de fraude.

Surfacturation : Un prestataire facture des actes plus coûteux que ceux réellement réalisés, ou facture des quantités supérieures. Par exemple, facturer une consultation de spécialiste alors qu'il s'agissait d'une consultation de généraliste, ou facturer 10 jours d'hospitalisation alors que le patient n'est resté que 5 jours.

Factures fictives : Un prestataire facture des actes qui n'ont jamais été réalisés, en complicité éventuellement avec un assuré qui partage ensuite les remboursements indus.

Prescriptions abusives : Un médecin prescrit des examens, des médicaments, ou des actes non nécessaires médicalement, soit par précaution excessive, soit pour augmenter ses revenus (si rémunéré à l'acte), soit en raison d'accords avec des laboratoires ou des pharmacies.

Cumuls indus : Un assuré bénéficie de plusieurs couvertures (CMU + mutuelle privée + assurance d'entreprise) et se fait rembourser plusieurs fois pour les mêmes soins.

Dispositifs de contrôle et de prévention

Pour lutter contre ces fraudes, l'IPS-CNAM déploie plusieurs dispositifs :

Contrôle biométrique à l'enrôlement et à la délivrance des soins : La biométrie (empreintes digitales) empêche les doublons d'enrôlement et l'usurpation d'identité. Cependant, ce contrôle n'est effectif que si les prestataires disposent de lecteurs biométriques connectés, ce qui n'est pas le cas partout.

Audits médicaux a posteriori : Des médecins-conseils de l'IPS-CNAM examinent les dossiers de soins facturés et détectent les anomalies (prescriptions non conformes aux protocoles, actes incompatibles, durées d'hospitalisation anormales, volumes de médicaments excessifs).

Audits sur site : Des équipes se rendent dans les établissements pour vérifier la traçabilité des soins, consulter les registres, interroger les patients.

Croisement de données : Le système d'information de l'IPS-CNAM croise les données d'enrôlement, de cotisation, de droits, et de prestations. Il peut ainsi détecter des incohérences (un assuré déclaré en retard de cotisation qui bénéficie néanmoins de soins, un indigent du RAM qui apparaît dans les fichiers de la CNPS comme salarié, etc.).

Sanctions : Les prestataires convaincus de fraude s'exposent à des sanctions : suspension temporaire du conventionnement, rupture de convention, obligation de rembourser les montants indûment perçus, poursuites pénales dans les cas graves. Les assurés fraudeurs peuvent se voir suspendre leurs droits et être contraints de rembourser les prestations indûment reçues.

Sensibilisation et éthique : Au-delà des contrôles répressifs, l'IPS-CNAM promeut une culture de l'éthique et de l'intégrité auprès des prestataires et des assurés, rappelant que la fraude pénalise l'ensemble de la collectivité et met en péril la viabilité du système.

Maîtrise de l'évolution des dépenses : les leviers techniques

Au-delà de la lutte contre la fraude, la maîtrise de l'évolution des dépenses repose sur plusieurs leviers :

La négociation tarifaire : En négociant des tarifs préférentiels avec les prestataires (5 à 10 fois inférieurs aux tarifs de marché), l'IPS-CNAM limite mécaniquement le coût des prestations. Cette négociation doit être renouvelée périodiquement pour tenir compte de l'inflation et de l'évolution des coûts de production des soins, mais sans céder à des revendications tarifaires excessives.

Le parcours de soins coordonné : En imposant le passage par un ESPC de premier niveau avant l'accès aux CHR et CHU, le système oriente les patients vers les niveaux de soins les moins coûteux. Le traitement d'une pathologie courante au niveau 1 coûte beaucoup moins cher qu'au niveau 3.

Le ticket modérateur : En maintenant une participation financière de l'assuré (30% pour le RGB), le système responsabilise les usagers et limite la surconsommation de soins. Cependant, ce levier est à manier avec précaution : un ticket modérateur trop élevé réintroduit une barrière financière et peut conduire à des renoncements aux soins nécessaires.

Les protocoles de soins : L'élaboration de protocoles standardisés pour les pathologies courantes permet d'éviter la surprescription d'examens ou de médicaments. Ces protocoles, fondés sur les données probantes de la médecine (evidence-based medicine), définissent les standards de prise en charge optimaux en termes de rapport coût-efficacité.

La promotion de la prévention : Investir dans la prévention (vaccinations, dépistages précoces, éducation sanitaire, promotion de modes de vie sains) permet de réduire à long terme l'incidence des pathologies coûteuses. Chaque cas de paludisme, de tuberculose, de cancer évité représente des économies considérables pour le système.

La régulation de l'offre de soins : Éviter la prolifération anarchique d'établissements de santé privés non contrôlés, garantir une répartition territoriale équilibrée de l'offre, et promouvoir la qualité plutôt que la quantité.

L'ingénierie financière et actuarielle de la CMU constitue le socle technique garantissant la viabilité et la pérennité du système. La diversification des sources de financement (cotisations, taxes affectées, subventions publiques), la maîtrise des coûts par la négociation tarifaire et le contrôle médical, et la lutte contre les fraudes sont autant de leviers indispensables pour assurer l'équilibre financier à long terme. Cependant, les alertes de l'OCDE sur la soutenabilité du système, le faible taux de recouvrement dans le secteur informel, et l'absence de projections actuarielles publiques détaillées rappellent que des défis majeurs subsistent. La consolidation financière de la CMU, l'extension effective de la couverture au secteur informel, et l'amélioration du taux d'utilisation des services constituent les trois enjeux stratégiques pour les années à venir. La conclusion et prospective reviendra sur ces défis et esquissera les pistes d'évolution du système.

CONCLUSION ET PROSPECTIVE

La Couverture Maladie Universelle ivoirienne, instaurée par la Loi n°2014-131 du 24 mars 2014 et opérationnalisée le 1er juillet 2019, constitue l'une des réformes sociales les plus ambitieuses de l'histoire contemporaine de la Côte d'Ivoire. En six années d'existence, elle a profondément transformé le paysage sanitaire et social du pays : 15 millions d'enrôlés en octobre 2024 (soit plus de 51% de la population), près de 3 000 établissements sanitaires publics et 1 200 pharmacies privées conventionnés, un taux d'utilisation des services multiplié par trois (passant de 9% en 2023 à 24% en mai 2025), et un panier de soins couvrant 170 pathologies et 964 spécialités médicamenteuses à des tarifs 5 à 10 fois inférieurs aux tarifs de marché. Ces chiffres témoignent d'une montée en charge réelle et d'une appropriation progressive du dispositif par les populations et les professionnels de santé.

Mais au-delà de ces indicateurs quantitatifs, c'est le sens politique et social de la réforme qui mérite d'être souligné. La CMU incarne une rupture de paradigme : le passage d'une logique d'individualisation des dépenses de santé (le « out-of-pocket » qui représentait 51% des dépenses totales de santé en 2013) à une logique de mutualisation des risques et de solidarité collective. Elle institue la santé non plus comme un bien marchand accessible selon la capacité de paiement de chacun, mais comme un droit social fondamental dont l'accès doit être garanti à tous, indépendamment de la richesse individuelle. Elle concrétise les valeurs de Solidarité (entre bien-portants et malades, entre jeunes et âgés, entre actifs et retraités), d'Équité (traitement différencié des situations différentes pour aboutir à un résultat juste), et d'Égalité (même dignité, même droit fondamental à la santé pour tous). Elle vise la justice sociale en rompant avec l'exclusion systémique qui caractérisait l'ancien système et en garantissant l'accessibilité géographique et financière pour l'ensemble de la population.

Cette ambition politique s'incarne dans une architecture institutionnelle solide : l'Institution de Prévoyance Sociale – Caisse Nationale d'Assurance Maladie (IPS-CNAM) comme organe central de pilotage et de régulation, un modèle de gestion déléguée capitalisant sur l'expertise des Organismes Gestionnaires Délégués (OGD), une double tutelle (technique par le MEPS, financière par le MEF) garantissant l'équilibre entre ambitions sociales et contraintes budgétaires, et un ancrage territorial progressif via les agences régionales, les guichets de proximité, et les caravanes CMU. Cette gouvernance hybride, associant État, partenaires sociaux, société civile, et partenaires techniques internationaux, constitue un équilibre subtil entre autonomie de gestion et contrôle démocratique.

Sur le plan technique, la CMU s'appuie sur un socle technologique innovant : le Numéro National d'Identification (NNI) géré par l'ONECI/RNPP, associant état civil et biométrie, constitue la clé de voûte de la lutte contre la fraude à l'identité et garantit l'unicité des assurés. L'interopérabilité administrative permise par le NNI facilite le recouvrement des cotisations et l'échange sécurisé de données entre acteurs du système. La carte d'assuré CMU biométrique, bien que sa production et sa distribution connaissent des retards, représente le document permettant aux assurés de justifier de leurs droits.

La CMU repose sur un modèle hybride combinant éléments bismarckiens (Régime Général de Base financé par des cotisations de 1 000 FCFA par mois, avec prélèvement à la source pour le secteur formel) et éléments beveridgiens (Régime d'Assistance Médicale financé par subventions publiques, couvrant à 100% les indigents identifiés selon une méthodologie scientifique). Cette hybridation répond aux contraintes structurelles du marché du travail ivoirien, où 93,6% des emplois relèvent du secteur informel, rendant impossible l'application d'un modèle purement bismarckien. Elle traduit également un choix de solidarité nationale : la collectivité assume financièrement la protection des plus démunis via le financement public du RAM.

Cependant, malgré ces avancées incontestables, la CMU fait face à des défis majeurs qui conditionnent sa viabilité et sa pérennité à moyen et long terme. Ces défis doivent être explicités et affrontés lucidement.

Bilan d'étape : analyse des indicateurs de performance actuels

Taux de pénétration : une couverture encore incomplète

Le taux de pénétration de la CMU, mesuré par la proportion de la population effectivement enrôlée, s'élève à 51% en octobre 2024 (15 millions d'enrôlés sur une population d'environ 29 millions d'habitants). Ce taux, en progression rapide (4,4 millions en juillet 2023, 10,1 millions en décembre 2023, 15 millions en octobre 2024), témoigne d'un effort d'enrôlement massif et d'une dynamique positive.

Cependant, 49% de la population reste non enrôlée. Parmi ces non-enrôlés, on trouve :

- Des personnes du secteur informel qui ne se sont pas encore inscrites, faute d'information, de proximité des guichets, ou de confiance dans le système.

- Des populations rurales et enclavées difficiles à atteindre.

Des personnes en situation de précarité extrême (sans-abris, personnes en mobilité, populations déplacées) qui échappent aux dispositifs d'identification et d'enrôlement.

- Des personnes qui, bien qu'éligibles au RAM, n'ont pas été identifiées comme indigentes par les enquêtes de ciblage.

L'objectif de 30 millions d'enrôlés à l'horizon 2026 est ambitieux. L'atteindre nécessitera d'intensifier les caravanes CMU, de multiplier les guichets d'accueil, d'impliquer davantage les collectivités territoriales et les autorités traditionnelles, et de renforcer la communication sur les avantages concrets de la CMU.

Taux d'utilisation : un écart préoccupant entre enrôlement et usage effectif

Le taux d'utilisation des services CMU mesure la proportion d'assurés ayant effectivement recouru aux soins dans le cadre de la CMU sur une période donnée. Ce taux, bien qu'en forte progression (9% en 2023, 24% en mai 2025), reste relativement faible : 76% des assurés n'utilisent pas les services.

Plusieurs facteurs expliquent cet écart :

Le décalage entre enrôlement et possession de carte : Sur le nombre total d'enrôlés à ce jour, seulement environ un tiers ont reçu leur carte physique. Sans carte, l'accès aux soins est difficile, voire impossible dans de nombreux établissements, particulièrement en milieu rural où la connectivité informatique est faible.

Le défaut de paiement des cotisations : Parmi ceux ayant reçu leur carte, moins de 10% sont à jour de cotisation. Or, le défaut de paiement suspend les droits aux prestations. Les assurés en retard de cotisation ne peuvent bénéficier de la prise en charge, même s'ils possèdent une carte.

Le manque de sensibilisation : De nombreux assurés ne comprennent pas concrètement comment utiliser la CMU : quel établissement consulter, quelle est la procédure, que paieront-ils sur place (ticket modérateur de 30%), quels sont les actes couverts. Cette méconnaissance génère de l'hésitation et des renoncements.

Les réticences culturelles : Dans certaines zones, particulièrement rurales, la préférence pour la médecine traditionnelle reste forte. La CMU, perçue comme un dispositif urbain et moderne, ne correspond pas aux représentations et aux pratiques de santé traditionnelles. Il faut du temps pour que les mentalités évoluent.

Les dysfonctionnements opérationnels : Certains assurés ont eu des expériences négatives (refus de soins malgré la carte, ruptures de médicaments, mauvais accueil, longues files d'attente, incompréhension des procédures), qui ont découragé l'utilisation future.

L'amélioration du taux d'utilisation constitue un **enjeu stratégique** majeur. Un système dont les assurés ne se servent pas n'est pas seulement inefficace ; il est aussi illégitime et financièrement fragile (puisque les cotisations ne sont payées que si les assurés perçoivent la valeur du système).

Viabilité financière : l'alerte de l'OCDE

La viabilité financière de la CMU constitue le défi le plus critique. Le rapport OCDE de 2020 a tiré la sonnette d'alarme : « Le régime de la CMU risque de ne pas être soutenable dans les cinq années à venir si le taux de cotisation et/ou le financement public ne sont pas ajustés. »

Cette alerte repose sur plusieurs constats :

Le taux de cotisation de 1 000 FCFA/mois est potentiellement insuffisant : Calibré en 2014-2019, ce montant n'a pas été réévalué pour tenir compte de l'inflation (cumulative depuis 2014) et de l'évolution des coûts de santé. En valeur réelle, le montant de 1 000 FCFA a perdu du pouvoir d'achat. Par ailleurs, avec l'augmentation du taux d'utilisation (24% en 2025 contre 9% en 2023), les dépenses de prestations augmentent rapidement. Si cette tendance se poursuit sans augmentation du taux de cotisation, le RGB pourrait se retrouver en déficit structurel.

Le taux de recouvrement dans le secteur informel est très faible : Avec moins de 10% d'assurés à jour de cotisation sur 22,7 millions d'enrôlés, les recettes effectives sont très inférieures aux recettes théoriques. Si l'on suppose que la majorité des enrôlés relèvent du secteur informel (93,6% des emplois), le taux de recouvrement dans ce secteur est probablement inférieur à 20%. Sans amélioration drastique de ce taux, le système restera sous-financé.

Le financement public du RAM est incertain : Le RAM dépend entièrement des subventions de l'État (85%) et des collectivités territoriales (15%). En cas de crise budgétaire, de ralentissement économique, ou de changement de priorités politiques, ce financement pourrait être réduit, compromettant la couverture des 2,5 millions de personnes ciblées.

L'absence de projections actuarielles publiques détaillées : Les projections actuarielles à 5, 10, 15 ans, le ratio optimal cotisations/prestations, le point mort, et les analyses de sensibilité ne sont pas disponibles publiquement. Cette absence de transparence empêche un débat public informé sur les ajustements nécessaires.

Qualité de l'offre de soins : des disparités persistantes

La qualité de l'offre de soins conditionne l'acceptabilité et l'utilisation effective de la CMU. Or, des disparités territoriales importantes persistent.

Les **infrastructures** : Le programme de construction de 348 ESPC vise à ce que chaque Ivoirien vive à moins de 5 km d'un centre médical. Mais ce programme est en cours de déploiement et n'est pas achevé. Certaines zones restent mal desservies. Par ailleurs, de nombreux établissements existants souffrent de vétusté, d'équipements obsolètes ou insuffisants, de pénuries de médicaments, de coupures d'électricité et d'eau.

Les **ressources humaines** : Malgré les recrutements (19 993 professionnels de santé en 2012, 31 445 en 2019, soit +57%), la densité de professionnels de santé (8 pour 10 000 habitants en 2019) reste très inférieure à la norme OMS (23 pour 10 000). Les disparités régionales sont fortes (Sud Comoé 7,9 contre Gbôklè-Nawa-San-Pedro 3,1). Le personnel de santé est concentré dans les zones urbaines, particulièrement Abidjan, laissant les zones rurales sous-dotées.

La **qualité des soins** : Les établissements conventionnés doivent respecter des normes de qualité, mais les capacités de contrôle et de supervision sont limitées. Des plaintes récurrentes émergent concernant l'accueil (attitude parfois méprisante du personnel envers les assurés CMU perçus comme des patients de seconde zone), les ruptures de médicaments (les assurés se voient prescrire des médicaments couverts par la CMU mais indisponibles dans la pharmacie hospitalière, les obligeant à les acheter à prix plein en ville), les délais d'attente excessifs, et les refus de soins discriminatoires (certains prestataires préférant les patients payant cash plutôt que les assurés CMU dont les remboursements sont différés et incertains).

L'amélioration de la qualité de l'offre de soins exige des investissements massifs (construction et réhabilitation d'infrastructures, équipements médicaux, formation continue du personnel), une supervision renforcée (audits réguliers, sanctions effectives des prestataires défaillants, valorisation des établissements performants), et une culture de service orientée vers le patient-assuré comme citoyen ayant des droits.

Défis futurs : pérennité du financement et extension au secteur informel

Le défi de la pérennité financière : ajuster le modèle

La pérennité financière de la CMU nécessite des ajustements structurels du modèle de financement.

Revalorisation périodique du taux de cotisation

Le taux de cotisation de 1 000 FCFA/mois doit être indexé sur l'inflation et l'évolution des coûts de santé. Une revalorisation périodique (par exemple tous les 3 ans) permettrait de maintenir le pouvoir d'achat des cotisations et d'assurer l'équilibre recettes/dépenses. Cette revalorisation doit être transparente, fondée sur des données actuarielles robustes, et expliquée pédagogiquement aux assurés pour être acceptée.

Une augmentation du taux de cotisation présente cependant des risques : décourager les adhésions dans le secteur informel, augmenter le poids de la protection sociale sur les salaires du secteur formel, générer des mécontentements. D'où la nécessité de l'accompagner par une amélioration visible de la qualité des services et par une communication valorisant les bénéfices concrets de la CMU.

Mobilisation de taxes affectées

L'affectation d'une partie des recettes de la taxe sur le tabac à la CMU constitue une piste prometteuse. La Loi de Finances 2025 a relevé la taxe de 49% à 70% et doublé la base imposable. Si 30% de ces recettes étaient affectées à la CMU, cela générerait des dizaines de milliards de FCFA par an, allégeant la pression sur les cotisations et les subventions budgétaires directes.

D'autres taxes (mobile money, carbone, part de l'ITS ou de la TVA) pourraient également être étudiées, en veillant toutefois à ne pas créer de distorsions économiques ou à ne pas pénaliser les populations pauvres.

L'affectation de taxes à la CMU présente un avantage politique : elle rend le financement moins dépendant des arbitrages budgétaires annuels et sécurise un flux de ressources dédié. Cependant, elle peut aussi rigidifier le budget de l'État et limiter sa capacité à réallouer les ressources en fonction des priorités changeantes.

Renforcement du financement public du RAM

Le RAM, financé à 85% par l'État et 15% par les collectivités territoriales, doit bénéficier d'un engagement budgétaire pluriannuel sécurisé. Inscrire le financement du

RAM dans une loi de programmation pluriannuelle des finances publiques garantirait la prévisibilité des ressources et permettrait à l'IPS-CNAM de planifier sereinement l'extension de la couverture des indigents.

Parallèlement, l'État doit accroître ses capacités fiscales : élargir l'assiette fiscale en formalisant une part croissante de l'économie informelle, améliorer l'efficacité du recouvrement fiscal, lutter contre la fraude et l'évasion fiscales. Une croissance des recettes fiscales de 1 à 2 points de PIB permettrait de dégager les marges budgétaires nécessaires au financement du RAM sans compromettre les autres priorités publiques.

Le défi majeur de l'extension au secteur informel

Le secteur informel représente 93,6% des emplois en Côte d'Ivoire. Sans intégration massive de ce secteur dans la CMU, l'objectif de couverture universelle restera hors de portée. Or, l'extension au secteur informel constitue le défi le plus complexe du système.

Comprendre les réticences : au-delà de l'incapacité à payer

Les réticences du secteur informel à cotiser ne relèvent pas uniquement de l'incapacité à payer. Certes, 1 000 FCFA par mois représentent une charge non négligeable pour un ménage vivant avec 50 000 ou 60 000 FCFA par mois. Mais plusieurs études montrent que les populations du secteur informel dépensent déjà des montants significatifs pour leurs soins de santé (paiement direct, médecine traditionnelle, automédication). Le problème n'est donc pas uniquement financier, mais aussi culturel, informationnel, et institutionnel.

Manque de culture de l'assurance : La logique de l'assurance (payer à l'avance pour une éventualité future) est contre-intuitive pour des populations habituées à gérer leur vie au jour le jour et à payer cash au moment du besoin. Le concept de mutualisation des risques, de solidarité collective, de protection contre les chocs, nécessite un effort pédagogique considérable.

Méfiance envers les institutions : Après des décennies de dysfonctionnements administratifs, de promesses politiques non tenues, de corruption, une méfiance profonde s'est installée. « Pourquoi cotiser si l'argent sera détourné ? Si les médicaments ne seront pas disponibles ? Si on me refusera les soins malgré ma carte ? »

Manque d'information : Beaucoup d'enrôlés ne savent pas concrètement ce que la CMU leur apporte. Ils ont entendu parler d'une assurance maladie, se sont inscrits lors d'une caravane, mais ne comprennent pas comment utiliser le système, où aller se faire soigner, combien ils paieront, quelles sont les pathologies couvertes.

Irrégularité des revenus : Les travailleurs de l'informel ont des revenus fluctuants. Un commerçant peut réaliser de bonnes ventes un mois et de mauvaises le mois suivant. Un agriculteur perçoit l'essentiel de ses revenus au moment de la récolte. Cette irrégularité rend difficile le respect d'un engagement mensuel fixe.

Stratégies d'inclusion : adapter le système aux réalités de l'informel

L'inclusion du secteur informel exige d'adapter le système à ses réalités plutôt que d'espérer qu'il s'adapte spontanément au système.

Flexibilité des modalités de paiement : Autoriser des paiements trimestriels, semestriels ou annuels plutôt que mensuels. Pour les agriculteurs, synchroniser les échéances de cotisation avec les périodes de récolte. Pour les commerçants, permettre des paiements fractionnés en fonction des flux de trésorerie.

Micro-assurance et subventions ciblées : Pour les travailleurs de l'informel les plus pauvres (mais non indigents au sens du RAM), envisager des subventions partielles réduisant le montant de la cotisation. Par exemple, un travailleur de l'informel pauvrement rémunéré pourrait cotiser 500 FCFA au lieu de 1 000, l'État ou un partenaire au développement complétant les 500 FCFA manquants.

Offres groupées et cotisations collectives : Encourager les cotisations collectives via les organisations professionnelles (associations de commerçants, coopératives agricoles, syndicats d'artisans). Une association peut négocier avec l'IPS-CNAM des modalités facilitées (paiement global pour l'ensemble des membres, remises de groupe), et assurer un suivi et une pression sociale sur ses membres pour qu'ils cotisent régulièrement.

Sensibilisation intensive et témoignages : Multiplier les campagnes de sensibilisation montrant concrètement les avantages de la CMU : témoignages vidéo d'assurés satisfaits racontant comment la CMU leur a évité la ruine face à une maladie grave, démonstrations chiffrées de l'écart de coûts (traitement antibiotique 460 FCFA avec CMU versus 4 600 FCFA sans CMU), explications pédagogiques sur la mutualisation des risques via des analogies compréhensibles (la tontine, le système d'entraide villageoise traditionnelle).

Amélioration de la qualité du service : Rien ne vaut l'expérience positive. Un travailleur de l'informel qui, lors de sa première utilisation de la CMU, est bien accueilli, reçoit rapidement des soins de qualité, constate que le ticket modérateur est effectivement faible, et repart satisfait, devient un ambassadeur du système auprès de son entourage. À l'inverse, une expérience négative (refus de soins, rupture de médicaments, mauvais accueil) décourage durablement.

Incitations positives et gamification : Offrir des incitations aux assurés qui cotisent régulièrement : réduction progressive du ticket modérateur (de 30% à 20% après 12 mois de cotisations ininterrompues, à 10% après 24 mois), accès prioritaire à certains services, extension du panier de soins. Gamifier l'expérience : système de points de fidélité, badges de « bon assuré », reconnaissance publique.

Vers un système mature : les évolutions souhaitables à moyen terme

À moyen terme (horizon 2030-2035), plusieurs évolutions du système seraient souhaitables pour consolider les acquis et franchir un nouveau palier.

Unification des régimes et convergence vers un système beveridgien universel

Le système actuel repose sur une dualité RGB/RAM correspondant à des capacités contributives différentes. Cette dualité présente des avantages (clarté, ciblage) mais aussi des inconvénients (complexité administrative, risque de stigmatisation des bénéficiaires du RAM, fragilité liée au ciblage de l'indigence).

À long terme, une convergence vers un système beveridgien universel financé par l'impôt pourrait être envisagée. Tous les résidents de Côte d'Ivoire bénéficieraient du même niveau de couverture (100%, sans ticket modérateur pour tous), le financement provenant des recettes fiscales générales (impôt progressif sur le revenu, TVA, taxes affectées). Ce système simplifierait considérablement la gestion (plus besoin de distinguer contributifs et non-contributifs, plus de problématique de ciblage de l'indigence, plus de défaut de paiement des cotisations), et maximiserait la solidarité.

Cependant, cette évolution exigerait une capacité fiscale considérablement accrue (doubler ou tripler les recettes fiscales affectées à la santé), ce qui suppose une croissance économique soutenue, une formalisation massive de l'économie, et une efficacité de la collecte fiscale. Elle nécessiterait également un consensus politique fort autour de l'idée que la santé doit être financée collectivement via l'impôt plutôt qu'individuellement via des cotisations.

Extension progressive du panier de soins

Le panier de soins actuel (170 pathologies, 964 spécialités) couvre les besoins essentiels mais exclut de nombreuses pathologies et traitements. À mesure que le système se consolide financièrement, le panier de soins pourrait être élargi progressivement :

- Intégration de pathologies chroniques coûteuses (diabète, hypertension, insuffisance rénale chronique, cancers).
- Couverture de soins dentaires (actuellement peu couverts).
- Prise en charge de soins de santé mentale.
- Extension aux médicaments innovants et aux nouvelles technologies médicales.

Cette extension doit être actuariellement maîtrisée : chaque élargissement du panier doit être accompagné d'une évaluation de son coût et de son impact sur l'équilibre financier du système.

Transition vers des modes de paiement innovants (capitation, DRG)

Le système actuel repose largement sur le paiement à l'acte avec des tarifs négociés. À moyen terme, une transition vers des modes de paiement plus incitatifs à l'efficience pourrait être envisagée :

- **Capitation pour les ESPC** : Les centres de santé de premier niveau recevraient un montant forfaitaire par assuré inscrit, les incitant à la prévention et à la gestion globale de la santé de leur population.
- **DRG (Diagnosis-Related Groups) pour les hôpitaux** : Les hôpitaux recevraient un montant forfaitaire par pathologie traitée, les incitant à optimiser leurs processus et à réduire les durées de séjour inutiles.

Ces modes de paiement présentent des avantages (maîtrise des coûts, incitation à l'efficience) mais aussi des risques (rationnement implicite, sélection des patients). Leur mise en œuvre exige des capacités techniques importantes (systèmes d'information performants, codification médicale standardisée, contrôles robustes).

Renforcement de l'intégration régionale

La Côte d'Ivoire pourrait jouer un rôle moteur dans l'intégration régionale des systèmes de couverture santé en

Afrique de l'Ouest. Des accords de réciprocité avec les pays voisins permettraient aux assurés ivoiriens de se faire soigner dans les pays de la CEDEAO et vice-versa. Une harmonisation des systèmes de protection sociale au niveau régional, inspirée du modèle européen, faciliterait la mobilité des personnes et renforcerait la solidarité régionale.

La création d'une **Agence ouest-africaine de couverture maladie universelle**, sur le modèle du Centre Ouest et Centre Africain de Recherche et de Formation (WACIPAC) pour les autres domaines, pourrait mutualiser les expertises, faciliter le partage d'expériences, et soutenir les pays les moins avancés dans la mise en place de leurs systèmes.

Mot de la fin : une réforme historique en marche

La Couverture Maladie Universelle ivoirienne constitue une réforme historique qui s'inscrit dans le temps long. Six années après son opérationnalisation, elle a déjà profondément transformé le paysage sanitaire et social du pays. Mais elle reste un chantier en cours, confronté à des défis techniques, financiers, culturels et politiques considérables.

Le succès de la CMU ne dépend pas uniquement des choix techniques (taux de cotisation, panier de soins, modes de paiement des prestataires), aussi importants soient-ils. Il dépend fondamentalement de la volonté politique de faire de la santé une priorité nationale, de la capacité de l'État à mobiliser les ressources fiscales nécessaires, de la qualité de la gouvernance de l'IPS-CNAM, de la confiance que les populations accordent au système, et de l'appropriation collective de la réforme par l'ensemble des acteurs : décideurs publics, professionnels de santé, partenaires sociaux, collectivités territoriales, société civile, et citoyens-assurés.

La CMU incarne une ambition de justice sociale : garantir à chaque Ivoirien, quelle que soit sa situation socioéconomique, son lieu de résidence, son âge ou son état de santé, l'accès à des soins de qualité sans être confronté à des dépenses financières catastrophiques. Cette ambition est noble et nécessaire. Elle répond à une exigence de dignité humaine, de cohésion sociale, et d'efficacité économique (une population en bonne santé est plus productive, plus éduquée, plus stable).

Les défis sont immenses, mais ils ne sont pas insurmontables. D'autres pays, confrontés à des contraintes similaires (prédominance du secteur informel, faible capacité fiscale, infrastructures sanitaires limitées), ont réussi à construire des systèmes de couverture universelle viables : le Ghana avec son NHIS, le Rwanda avec son système de mutualisation, le Gabon, le Kenya. La Côte d'Ivoire dispose d'atouts considérables : une économie dynamique (taux de croissance parmi les plus élevés d'Afrique subsaharienne), une volonté politique affirmée (la CMU est une priorité gouvernementale), un soutien technique et financier international (Banque Mondiale, OMS, coopération bilatérale), et une population jeune et résiliente.

Le chemin est encore long. L'horizon de la couverture sanitaire universelle pour l'ensemble de la population ivoirienne ne sera pas atteint en quelques années. Il exigera une persévérance politique, des ajustements pragmatiques, une mobilisation collective, et une évaluation honnête des réussites et des échecs. Mais cet horizon, loin d'être une utopie, constitue un objectif réaliste et atteignable si la volonté collective se maintient, si les ressources sont mobilisées, si les institutions fonctionnent avec efficacité et intégrité, et si chaque acteur assume sa part de responsabilité dans cette entreprise de solidarité nationale.

La Couverture Maladie Universelle ivoirienne est en marche. Puisse cet élan se poursuivre et se renforcer, pour que la santé, ce bien fondamental, cesse d'être un privilège pour devenir, enfin, un droit effectif pour tous.

GLOSSAIRE

A

Accessibilité financière

Capacité d'une personne ou d'un ménage à obtenir des soins de santé sans que le coût constitue une barrière prohibitive ou n'entraîne des dépenses catastrophiques pouvant conduire à la pauvreté.

Accessibilité géographique

Facilité avec laquelle une population peut atteindre physiquement les structures de santé, déterminée par la distance, les moyens de transport disponibles et l'état des infrastructures routières.

Activ'Premium

Applicatif métier déployé par l'IPS-CNAM pour la gestion intégrée du système CMU. Comprend les modules : Enrôlement, Référentiels, Immatriculation, Cotisation, Prestations et Décisionnel.

Actuariat

Science de l'évaluation et de la gestion des risques, appliquée notamment aux systèmes d'assurance. En matière de santé, l'actuariat permet de calculer les cotisations nécessaires pour couvrir les dépenses de prestations futures, en tenant compte de la structure démographique, de la morbidité, et de l'évolution des coûts de santé.

Affiliation

Processus par lequel une personne ou un ménage s'inscrit à un système de couverture maladie et acquiert le statut d'assuré, ouvrant droit aux prestations définies dans le cadre du régime auquel elle est affiliée.

Aléa moral

Comportement de surconsommation de soins induit par l'existence même de l'assurance. Lorsqu'une personne est assurée, elle peut être tentée de consommer davantage de services de santé (consultations, examens, médicaments) qu'elle ne le ferait si elle devait en supporter intégralement le coût.

Assiette contributive

Base sur laquelle sont calculées les cotisations sociales. Dans le cas de la CMU ivoirienne, l'assiette est forfaitaire (1 000 FCFA par personne) et non proportionnelle aux revenus.

Ayant droit

Personne qui bénéficie de la couverture maladie en raison de son lien de dépendance avec un assuré principal (conjoint, enfants, personnes handicapées à charge). Les ayants droit ne cotisent généralement pas directement mais bénéficient des mêmes prestations que l'assuré principal.

B

Barème tarifaire

Grille des prix fixés pour les différents actes médicaux, consultations, examens, interventions chirurgicales et médicaments dans le cadre d'un système de santé. La CMU applique des tarifs négociés inférieurs aux tarifs de marché.

Beveridge (Modèle)

Système de protection sociale universelle financé par l'impôt et géré par l'État, du nom de l'économiste britannique William Beveridge (1942). Ce modèle repose sur les principes d'universalité (tous les citoyens sont couverts), de financement fiscal, et de prestations uniformes.

Biométrie

Ensemble des techniques permettant d'identifier une personne de manière unique à partir de ses caractéristiques physiologiques (empreintes digitales, reconnaissance faciale, iris). La CMU utilise la biométrie pour sécuriser l'identification des assurés et lutter contre la fraude.

Bismarck (Modèle)

Système de protection sociale basé sur des assurances sociales professionnelles financées par des cotisations des salariés et des employeurs, du nom du chancelier allemand Otto von Bismarck qui l'a institué en Allemagne à la fin du XIXe siècle. Ce modèle repose sur le lien entre travail et protection sociale.

C

Capitation

Mode de rémunération des prestataires de soins dans lequel ces derniers reçoivent un montant forfaitaire par personne inscrite (par tête, d'où le terme "capitation") pour une période donnée (généralement un mois ou un an), indépendamment du nombre d'actes effectivement réalisés. Ce système incite à la prévention et à l'efficience.

Carte d'assuré

Document physique (carte plastique) ou dématérialisé attestant de l'affiliation d'une personne à la CMU et comportant son numéro de sécurité sociale, ses données biométriques et les informations nécessaires à la prise en charge de ses soins.

Carence (Délai de)

Période d'attente entre le moment où une personne s'affilie à un système de couverture maladie et le moment où elle peut effectivement bénéficier des prestations. Pour la CMU, le délai de carence est de 1 mois à compter du paiement de la première cotisation.

Centre de santé de premier contact — Voir ESPC

Ciblage des indigents

Processus méthodologique visant à identifier de manière objective et scientifique les ménages et les personnes les plus pauvres (indigents) afin de leur attribuer une couverture maladie gratuite. Le ciblage combine des indicateurs socioéconomiques, des scores de vulnérabilité et une validation communautaire.

COGES (Comité de Gestion)

Organe de cogestion hérité de l'Initiative de Bamako, composé de représentants des populations et du personnel de santé, chargé de la gestion participative des ressources des formations sanitaires de niveau 1.

Cogestion

Principe selon lequel la gestion d'un système de protection sociale est assurée conjointement par les représentants des employeurs et des travailleurs (partenaires sociaux), avec ou sans participation de l'État. Le Conseil d'Administration de l'IPS-CNAM illustre ce principe.

Conventionnement

Processus par lequel un établissement de santé (public ou privé) signe une convention avec l'IPS-CNAM, s'engageant à respecter les tarifs négociés et les protocoles de soins en contrepartie du paiement des prestations par la CNAM (tiers payant).

Cotisation sociale

Prélèvement obligatoire ou volontaire effectué sur les revenus (ou forfaitaire) destiné à financer un système de protection sociale. Pour la CMU, la cotisation du RGB est de 1 000 FCFA par personne et par mois.

Couverture maladie

Ensemble des dispositifs (assurance, mutuelle, régime public) qui prennent en charge tout ou partie des dépenses de santé d'une personne, la protégeant ainsi contre le risque financier lié à la maladie.

Couverture Santé Universelle (CSU)

Concept international défini par l'OMS selon lequel toutes les personnes ont accès aux services de santé dont elles ont besoin, de qualité suffisante, sans que cela n'entraîne de difficultés financières. La CSU repose sur trois piliers : accès universel, qualité des services, protection financière.

D

Délégation de gestion

Mécanisme par lequel l'IPS-CNAM confie à des organismes spécialisés (OGD) la responsabilité de certaines fonctions opérationnelles (recouvrement des cotisations, gestion des prestations) tout en conservant le pilotage stratégique et la régulation du système.

Dénomination Commune Internationale (DCI)

Nom scientifique international d'une substance pharmaceutique active, utilisé pour identifier les médicaments indépendamment de leur nom commercial. Le panier de soins de la CMU référence les médicaments par leur DCI.

Dépenses catastrophiques de santé

Dépenses de santé qui dépassent un certain seuil (généralement 10% ou 25%) du budget ou des revenus d'un ménage, entraînant un risque de basculement dans la pauvreté.

Dépenses de santé out-of-pocket — Voir **Paiement direct**

Diagnosis-Related Groups (DRG)

Système de classification des pathologies en groupes homogènes permettant une tarification forfaitaire par épisode de soins. Chaque pathologie ou intervention se voit attribuer un tarif prédéfini, indépendamment du nombre d'actes réellement réalisés.

DHIS2 (District Health Information Software 2)

Logiciel libre de gestion de l'information sanitaire utilisé par le Ministère de la Santé pour la collecte, l'analyse et la diffusion des données de santé à tous les niveaux de la pyramide sanitaire. Constitue l'un des piliers du système d'information sanitaire intégré.

E

Économie informelle — Voir **Secteur informel**

Enrôlement

Processus d'inscription administrative, d'identification biométrique et d'attribution d'un numéro de sécurité sociale à une personne qui adhère à la CMU. L'enrôlement est distinct de l'affiliation effective (paiement des cotisations, ouverture des droits).

Équilibre actuariel

Situation dans laquelle les recettes d'un système d'assurance maladie (cotisations, subventions) couvrent les dépenses (prestations, frais de gestion) sur une période donnée, en tenant compte de la constitution de réserves pour les années futures.

Équité

Principe selon lequel les ressources et les bénéfices d'un système de santé sont répartis de manière juste, en tenant compte des besoins et de la capacité contributive de chacun. L'équité implique de réduire les inégalités d'accès aux soins.

Établissement Sanitaire de Premier Contact (ESPC)

Structure de santé de base (centres de santé ruraux, centres de santé urbains, formations sanitaires urbaines, dispensaires, maternités) constituant le point d'entrée dans le système de santé et le premier niveau du parcours de soins coordonné.

F

Filet social

Ensemble de dispositifs de protection sociale visant à protéger les populations les plus vulnérables contre l'extrême pauvreté. Le Régime d'Assistance Médicale

(RAM) de la CMU constitue un filet social en matière de santé.

Financement fiscal

Mode de financement d'un système de protection sociale reposant sur les recettes fiscales de l'État (impôts, taxes) plutôt que sur des cotisations sociales. Le RAM est financé fiscalement.

Formalisation

Processus par lequel les activités économiques du secteur informel sont progressivement intégrées dans le cadre légal et réglementaire (déclaration, enregistrement, paiement d'impôts et de cotisations sociales).

G

Gestion déléguée — Voir Délégation de gestion

Gratuité des soins

Principe selon lequel les usagers du système de santé n'ont aucun paiement à effectuer au moment du recours aux soins. Dans le cadre de la CMU, seuls les bénéficiaires du RAM bénéficient d'une gratuité totale (couverture à 100%).

I

Indigence

Situation d'extrême pauvreté dans laquelle se trouvent des personnes ou des ménages ne disposant pas des ressources minimales pour subvenir à leurs besoins essentiels. Les indigents sont identifiés selon une méthodologie scientifique combinant indicateurs socioéconomiques et validation communautaire.

Initiative de Bamako (IB)

Politique de santé publique adoptée en 1987 visant à améliorer l'accès aux soins de santé primaires en Afrique subsaharienne via le recouvrement des coûts (participation financière des usagers). Mise en œuvre en Côte d'Ivoire de 1994 à 2010, elle a finalement échoué à atteindre ses objectifs d'équité.

Institution de Prévoyance Sociale (IPS)

Organisme de droit privé chargé de gérer un service public de protection sociale. L'IPS-CNAM est l'organisme gestionnaire de la CMU.

Interopérabilité

Capacité de différents systèmes d'information à échanger des données de manière sécurisée et à fonctionner conjointement. L'interopérabilité entre le RNPP (ONECI) et le système d'information de la CNAM est essentielle au fonctionnement de la CMU.

M

Maîtrise des dépenses de santé

Ensemble des mécanismes et politiques visant à contrôler l'évolution des coûts de santé et à garantir la soutenabilité financière d'un système de couverture maladie (négociation tarifaire, parcours de soins, ticket modérateur, lutte contre la fraude).

Médicament essentiel

Médicament répondant aux besoins de santé prioritaires de la population, dont l'efficacité est prouvée, la qualité garantie, et le prix abordable. L'OMS publie une liste modèle de médicaments essentiels. La CMU couvre 964 spécialités médicamenteuses essentielles.

Modèle hybride

Système de protection sociale combinant des éléments du modèle bismarckien (cotisations sociales liées au travail) et du modèle beveridgien (financement fiscal, universalité). La CMU ivoirienne est un modèle hybride.

Morbidité

Mesure de la fréquence des maladies dans une population donnée. La morbidité (taux d'incidence, taux de prévalence) est un facteur clé dans les projections actuarielles d'un système d'assurance maladie.

Mortalité maternelle

Nombre de décès de femmes pour 100 000 naissances vivantes, survenant pendant la grossesse, l'accouchement ou dans les 42 jours suivant la fin de la grossesse. C'est un indicateur clé de la qualité du système de santé.

Mutualisation des risques

Principe selon lequel les individus mettent en commun leurs contributions (cotisations) pour constituer un fonds collectif qui prendra en charge les dépenses de santé de ceux qui en auront besoin. La mutualisation permet de répartir le coût imprévisible de la maladie sur l'ensemble de la population assurée.

Mutuelle de santé communautaire

Organisation à but non lucratif regroupant des membres d'une même communauté (village, quartier, groupement professionnel) qui cotisent volontairement pour bénéficier d'une prise en charge partielle ou totale de leurs frais de santé.

N

Numéro National d'Identification (NNI)

Identifiant unique à 11 chiffres attribué par l'ONECI à chaque personne résidant en Côte d'Ivoire, associé à son état civil et à ses données biométriques. Le NNI est la base du numéro de sécurité sociale et du numéro CMU.

O

Organisme Gestionnaire Délégué (OGD)

Institution à laquelle l'IPS-CNAM délègue certaines fonctions opérationnelles. On distingue les OGD Cotisations (CNPS, CGRAE, Soldes) chargés du recouvrement, et les OGD Prestations (mutuelles, assureurs privés) chargés de la gestion des remboursements.

Out-of-pocket — Voir **Paiement direct**

P

Paiement à l'acte

Mode de rémunération des prestataires de soins dans lequel chaque acte médical, consultation, examen ou intervention fait l'objet d'une facturation distincte. Ce système incite à la productivité mais peut favoriser la surconsommation.

Paiement direct (Out-of-pocket)

Dépenses de santé payées directement par les ménages au moment du recours aux soins, sans l'intermédiaire d'une assurance ou d'un tiers payant. Avant la CMU, 51% des dépenses de santé en Côte d'Ivoire étaient supportées sous forme de paiements directs.

Panier de soins

Liste des pathologies, des actes médicaux et des médicaments couverts par un système d'assurance maladie.

Le panier de soins de la CMU comprend 170 pathologies, 964 spécialités médicamenteuses et 511 molécules DCI.

Parcours de soins coordonné

Organisation du système de santé en plusieurs niveaux hiérarchisés (ESPC → CHR → CHU), avec obligation pour l'assuré de passer par un centre de santé de premier niveau avant d'accéder aux niveaux supérieurs, sauf urgence. Ce dispositif vise à optimiser l'utilisation des ressources et à maîtriser les coûts.

Portabilité des droits

Principe selon lequel un assuré conserve ses droits à la couverture maladie même s'il change de situation professionnelle, de lieu de résidence ou d'employeur. La CMU assure une portabilité nationale des droits.

Prélèvement à la source

Mécanisme de collecte des cotisations sociales par lequel l'employeur retient directement sur le salaire du travailleur le montant de la cotisation et le reverse à l'organisme de protection sociale. Ce système garantit un taux de recouvrement élevé.

Prestation

Service ou remboursement fourni par un système d'assurance maladie à ses bénéficiaires. Les prestations de la CMU incluent la prise en charge de consultations, examens, hospitalisations, médicaments, etc.

Protection financière

Objectif selon lequel les personnes doivent pouvoir accéder aux soins de santé sans risquer de basculer dans la pauvreté en raison des dépenses catastrophiques. La protection financière est l'un des trois piliers de la Couverture Santé Universelle.

R

Référencement

Mécanisme par lequel un médecin d'un établissement de santé de niveau inférieur (ESPC) oriente un patient vers un établissement de niveau supérieur (CHR, CHU) lorsque la pathologie dépasse ses capacités de prise en charge. Le référencement est obligatoire dans le parcours de soins coordonné.

Régime contributif

Régime de couverture maladie dans lequel les bénéficiaires doivent payer des cotisations pour avoir accès aux prestations. Le RGB de la CMU est un régime contributif.

Régime non contributif

Régime de couverture maladie financé intégralement par des fonds publics (impôts, subventions) sans exiger de cotisations de la part des bénéficiaires. Le RAM de la CMU est un régime non contributif pour les indigents.

Recouvrement des coûts

Politique consistant à faire payer aux usagers tout ou partie du coût des services de santé au moment du recours aux soins. Cette politique, appliquée dans le cadre de l'Initiative de Bamako (1994-2010), a été abandonnée au profit de la mutualisation via la CMU.

Reste à charge — Voir **Ticket modérateur**

S

Secteur formel

Ensemble des activités économiques déclarées, enregistrées et régulées par l'État, dont les travailleurs bénéficient généralement de contrats de travail, de fiches de paie et de protection sociale. En Côte d'Ivoire, le secteur formel ne représente que 6,4% des emplois.

Secteur informel

Ensemble des activités économiques non déclarées, non enregistrées, caractérisées par des revenus irréguliers, l'absence de contrats formels et de protection sociale. En Côte d'Ivoire, 93,6% des emplois relèvent du secteur informel.

Sélection adverse

Phénomène par lequel les personnes les plus susceptibles d'avoir besoin de soins (personnes âgées, malades chroniques) sont davantage incitées à souscrire une assurance maladie que les personnes en bonne santé. Ce phénomène peut déséquilibrer financièrement un système d'assurance volontaire.

Solidarité

Principe selon lequel les membres d'une collectivité contribuent selon leurs moyens et reçoivent selon leurs besoins. La solidarité est l'une des trois valeurs cardinales de la CMU (avec l'équité et l'égalité).

Subvention

Transfert financier de l'État ou d'une collectivité publique destiné à financer tout ou partie d'un service ou d'une politique. Le RAM est financé à 85% par des subventions de l'État.

Système de santé à deux vitesses

Expression désignant une situation où coexistent un système de santé de qualité accessible aux populations aisées et un système de qualité médiocre ou inaccessible pour les populations pauvres, créant des inégalités flagrantes.

T

Tarif négocié

Prix convenu entre l'IPS-CNAM et les prestataires de soins pour les différents actes médicaux et médicaments, généralement très inférieur aux tarifs de marché (5 à 10 fois moins élevé). Les tarifs négociés permettent de garantir l'accessibilité financière des soins.

Taux de couverture

Proportion de la population affiliée à un système de couverture maladie. En novembre 2024, le taux de couverture de la CMU atteint 51% (15 millions d'enrôlés sur une population de 29 millions d'habitants).

Taux de recouvrement

Proportion des cotisations effectivement collectées par rapport aux cotisations théoriquement dues. Le taux de recouvrement dans le secteur informel est très faible (<20%), constituant un défi majeur pour la viabilité financière de la CMU.

Taux d'utilisation

Proportion des assurés qui ont effectivement utilisé les services de santé couverts par la CMU au cours d'une période donnée. En mai 2025, le taux d'utilisation est de 24%, en forte progression par rapport à 9% en 2023.

Ticket modérateur

Part des dépenses de santé qui reste à la charge de l'assuré après remboursement par l'assurance. Pour le RGB de la CMU, le ticket modérateur est de 30% des coûts (70% pris en charge par la CNAM). Le ticket modérateur vise à responsabiliser les usagers et à éviter la surconsommation.

Tiers payant

Mécanisme par lequel l'assuré ne paie pas (ou ne paie que le ticket modérateur) au moment du recours aux soins. Le prestataire facture directement l'organisme assureur (IPS-CNAM ou OGD), qui règle la totalité ou la part prise en charge des frais. Le tiers payant supprime la barrière financière à l'accès aux soins.

U

Universalité

Principe selon lequel tous les citoyens ou résidents d'un pays doivent avoir accès à la couverture maladie, indépendamment de leur statut socioprofessionnel, de leurs revenus ou de leur état de santé. L'universalité est l'objectif ultime de la CMU.

V

Viabilité financière

Capacité d'un système de couverture maladie à maintenir un équilibre durable entre ses recettes et ses dépenses sur le long terme, sans nécessiter de subventions publiques croissantes ou de hausse insoutenable des cotisations.

Volonté politique

Engagement ferme et durable des autorités politiques à mettre en œuvre une réforme ou une politique publique. La

CMU résulte d'une forte volonté politique du gouvernement ivoirien de garantir l'accès universel aux soins.

BIBLIOGRAPHIE

I. TEXTES LÉGISLATIFS ET RÉGLEMENTAIRES

République de Côte d'Ivoire (1999). *Loi n°99-476 du 2 août 1999* relative aux Institutions de Prévoyance Sociale. Journal Officiel de la République de Côte d'Ivoire.

République de Côte d'Ivoire (2014). *Loi n°2014-131 du 24 mars 2014* instituant la Couverture Maladie Universelle en Côte d'Ivoire. Journal Officiel de la République de Côte d'Ivoire.

République de Côte d'Ivoire (2014). *Décret n°2014-395 du 25 juin 2014* portant création de l'Institution de Prévoyance Sociale dénommée « Caisse Nationale d'Assurance Maladie », en abrégé IPS-CNAM. Journal Officiel de la République de Côte d'Ivoire.

République de Côte d'Ivoire (2017). *Décret n°2017-149 du 1er mars 2017* fixant la liste des affections, des actes de médecine et de biologie et la liste des médicaments couverts par la Couverture Maladie Universelle. Journal Officiel de la République de Côte d'Ivoire.

République de Côte d'Ivoire (2019). *Arrêté interministériel n°003/MSHP/MEPS du 4 janvier 2019* fixant les tarifs des actes de santé applicables aux assurés de la CMU dans les établissements sanitaires publics et privés investis d'une mission de service public. Journal Officiel de la République de Côte d'Ivoire.

République de Côte d'Ivoire (2023). *Décret n°2023-141 du 1er mars 2023* modifiant le décret portant modalités d'application de la loi instituant la Couverture Maladie

Universelle, notamment le délai de carence. Journal Officiel de la République de Côte d'Ivoire.

II. RAPPORTS INSTITUTIONNELS NATIONAUX

A. Institution de Prévoyance Sociale – Caisse Nationale d'Assurance Maladie (IPS-CNAM)

IPS-CNAM (2019). Point sur la mise en œuvre de la Couverture Maladie Universelle en Côte d'Ivoire. Abidjan : IPS-CNAM, 87 p.

IPS-CNAM (2020). Rapport annuel d'activités 2020. Abidjan : IPS-CNAM.

IPS-CNAM (2023). Bilan des enrôlements à la CMU (juillet 2019 - décembre 2023). Abidjan : IPS-CNAM.

IPS-CNAM (2024). Situation de la CMU au 30 novembre 2024 : Enrôlements, utilisation et perspectives. Abidjan : IPS-CNAM.

B. Ministère de la Santé, de l'Hygiène Publique et de la Couverture Maladie Universelle (MSHPCMU)

MSHPCMU (2009). Carte Sanitaire de la Côte d'Ivoire 2009. Abidjan : Direction de l'Information, de la Planification et de l'Évaluation (DIPE).

MSHPCMU (2018). Annuaire des Statistiques Sanitaires 2018. Abidjan : DIPE.

MSHPCMU (2019). Annuaire des Statistiques Sanitaires 2019. Abidjan : DIPE.

MSHPCMU (2021). Annuaire des Statistiques Sanitaires 2021. Abidjan : DIPE.

MSHPCMU (2022). Document de coproduction OMS - Ministère de la Santé : Mise en œuvre de la CMU en Côte d'Ivoire. Abidjan : MSHPCMU / OMS Côte d'Ivoire.

MSHPCMU (2023). Cartographie des établissements sanitaires privés en Côte d'Ivoire. Abidjan : DIPE.

MSHPCMU (2025). Rapport de l'Enquête HHFA (Harmonized Health Facility Assessment) sur les infrastructures et équipements sanitaires. Abidjan : DIPE.

C. Institut National de la Statistique (INS) et ENSEA

INS (2016). *Enquête à Indicateurs Multiples (MICS) 2016*. Abidjan : Institut National de la Statistique, 452 p.

INS (2016). Enquête Nationale sur la Situation de l'Emploi et le Secteur Informel (ENSESI) 2016. Abidjan : Institut National de la Statistique.

INS (2018). *Enquête Démographique et de Santé en Côte d'Ivoire (EDS-CI) 2018*. Abidjan : Institut National de la Statistique et ICF International.

INS (2021). *Enquête Démographique et de Santé en Côte d'Ivoire (EDS-CI) 2021*. Abidjan : Institut National de la Statistique et ICF International, 687 p.

INS & ENSEA (2017-2025). Méthodologie de ciblage des ménages économiquement défavorisés pour le Régime d'Assistance Médicale (RAM). Abidjan : INS/ENSEA, avec le soutien technique de la Banque Mondiale.

III. ORGANISATIONS INTERNATIONALES

A. Organisation Mondiale de la Santé (OMS)

OMS (2013). *Profil de financement de la santé : Côte d'Ivoire 2013*. Genève : Organisation Mondiale de la Santé.

OMS (2019). Rapport de collaboration OMS-Gouvernement de Côte d'Ivoire sur la stratégie de déploiement de la CMU. Abidjan : Bureau OMS Côte d'Ivoire.

OMS (2022). Évaluation du système de financement de la santé en Côte d'Ivoire (Étapes 1 & 2). Période d'évaluation : décembre 2021 - mars 2022. Genève : OMS.

OMS (2023). Stratégie de financement de la santé en Côte d'Ivoire : Analyse et recommandations. Genève : OMS / Abidjan : Bureau OMS Côte d'Ivoire.

B. Banque Mondiale

Banque Mondiale (2015). *Étude sur les dépenses catastrophiques de santé en Côte d'Ivoire*. Washington DC : Groupe de la Banque Mondiale.

Banque Mondiale (2017-2025). Soutien financier et technique au processus de ciblage des ménages indigents pour le RAM. Washington DC : Banque Mondiale.

Banque Mondiale (2025). *Financement de l'opération "CMU Zéro Cotisation" pour le secteur informel.* Washington DC : Banque Mondiale.

C. Organisation de Coopération et de Développement Économiques (OCDE)

OCDE (2020). *Mobilisation des recettes fiscales pour le financement de la santé en Côte d'Ivoire, Maroc et Tunisie*. Paris : Éditions OCDE, 124 p. https://doi.org/10.1787/tax4health

D. Réseau P4H (Providing for Health)

P4H Network & IPS-CNAM (2020). Étude sur les mécanismes et modalités de mobilisation des ressources financières de source fiscale pour assurer l'équilibre financier de la CNAM. Genève : P4H Network.

E. Agence japonaise de coopération internationale (JICA)

JICA (2019-2025). Programme de construction et modernisation de 348 Établissements Sanitaires de Premier Contact (ESPC). Tokyo : JICA / Abidjan : Représentation JICA Côte d'Ivoire.

IV. LITTÉRATURE SCIENTIFIQUE ET ÉTUDES COMPARATIVES

A. Systèmes de couverture santé en Afrique

Alkenbrack, S., Hanson, K. & Lindelow, M. (2015). "Effectiveness of social health insurance in accessing health care: Evidence from the informal sector in Tanzania". *Health Economics*, 24(9), 1019-1032.

Dror, D. M., Hossain, S. A., Majumdar, A., Pérez Koehlmoos, T. L., John, D., & Panda, P. K. (2016). "What factors affect voluntary uptake of community-based health insurance schemes in low- and middle-income countries? A systematic review and meta-analysis". *Social Science & Medicine*, 155, 45-57.

Hsiao, W. & Shaw, P. (2007). *Social Health Insurance for Developing Nations*. Washington, DC: World Bank Publications.

Kutzin, J. (2013). "Health financing for universal coverage and health system performance: concepts and implications for policy". *Bulletin of the World Health Organization*, 91(8), 602-611.

Meessen, B., Soucat, A. & Sekabaraga, C. (2011). "Performance-based financing: just a donor fad or a catalyst towards comprehensive health-care reform?". *Bulletin of the World Health Organization*, 89(2), 153-156.

B. Initiative de Bamako et recouvrement des coûts

Ridde, V. & Morestin, F. (2011). "A scoping review of the literature on the abolition of user fees in health care services in Africa". *Health Policy and Planning*, 26(1), 1-11.

Ridde, V. (2015). "From institutionalization of user fees to their abolition in West Africa: a story of pilot projects and public policies". *BMC Health Services Research*, 15(Suppl 3), S6.

Zombré, D., De Allegri, M. & Ridde, V. (2017). "Immediate and sustained effects of user fee exemption on healthcare utilization among children under five in Burkina Faso: A controlled interrupted time-series analysis". *Social Science & Medicine*, 179, 27-35.

C. Expériences comparatives africaines

Ghana (NHIS)

Agyepong, I. A. & Adjei, S. (2008). "Public social policy development and implementation: a case study of the Ghana National Health Insurance scheme". *Health Policy and Planning*, 23(2), 150-160.

Blanchet, N. J., Fink, G. & Osei-Akoto, I. (2012). "The effect of Ghana's National Health Insurance Scheme on health care utilisation". *Ghana Medical Journal*, 46(2), 76-84.

Rwanda (Mutuelle de Santé / RSSB)

Lu, C., Chin, B., Lewandowski, J. L., et al. (2012). "Towards universal health coverage: An evaluation of Rwanda Mutuelles in its first eight years". *PLoS ONE*, 7(6), e39282.

Sekabaraga, C., Diop, F. & Soucat, A. (2011). "Can innovative health financing policies increase access to MDG-related services? Evidence from Rwanda". *Health Policy and Planning*, 26(Suppl 2), ii52-ii62.

Sénégal (CMU mutualiste)

CICODEV Afrique (2019). Évaluation du système CMU au Sénégal : Viabilité et recommandations. Dakar : CICODEV Afrique.

Gouvernement du Sénégal & Partenaires techniques (2023). Évaluation du programme CMU sénégalais et recommandations de transition vers un modèle d'assurance publique. Dakar : Ministère de la Santé et de l'Action Sociale.

D. Fiscalité de la santé et taxes affectées

CICODEV Afrique (2020). Proposition d'affectation d'une taxe parafiscale sur le tabac au financement de la CMU au Sénégal. Dakar : CICODEV Afrique.

Goodchild, M., Nargis, N. & Tursan d'Espaignet, E. (2018). "Global economic cost of smoking-attributable diseases". Tobacco Control, 27(1), 58-64.

OMS (2015). Rapport OMS sur l'épidémie mondiale de tabagisme 2015 : Augmenter les taxes sur le tabac. Genève : Organisation Mondiale de la Santé.

V. SOURCES DE DONNÉES STATISTIQUES

DHIS2 (District Health Information Software 2). Base de données des établissements de santé en Côte d'Ivoire. Consultée via le Ministère de la Santé, 2023-2025.

Fédération des Sociétés d'Assurances de Droit National Africaines (FANAF). *Statistiques du marché des assurances en zone CIMA, 2010-2014*. Dakar : FANAF.

Financial Afrik (2015). Analyse du marché des assurances en Côte d'Ivoire 2014. Publication en ligne.

Fonds Mondial de lutte contre le sida, la tuberculose et le paludisme. *Portefeuille de financement Côte d'Ivoire : PNLS, PNLT, PNLP*. Genève : Fonds Mondial.

VI. DOCUMENTATION TECHNIQUE ET OPÉRATIONNELLE

A. Identification biométrique et systèmes d'information

ONECI (Office National de l'État Civil et de l'Identification). Documentation technique du Registre National des Personnes Physiques (RNPP) et du Numéro National d'Identification (NNI). Abidjan : ONECI.

ONECI & IPS-CNAM. Protocole d'interopérabilité entre le RNPP et le système d'information de la CMU. Abidjan : ONECI/IPS-CNAM.

B. Applicatifs métier et gestion

Activ'Premium. *Documentation de l'applicatif métier de gestion de la CMU*. Modules : Enrôlement, Référentiels, Immatriculation, Cotisation, Prestations, Décisionnel. IPS-CNAM.

C. Partenariats opérationnels

Mitrelli Healthcare & Gouvernement de Côte d'Ivoire. *Programme de construction de 348 ESPC : Cahier des charges et suivi*. Abidjan : MSHPCMU.

VII. DÉCLARATIONS ET NORMES INTERNATIONALES

Conférence d'Alma-Ata (1978). *Déclaration d'Alma-Ata sur les soins de santé primaires*. Alma-Ata, Kazakhstan : OMS/UNICEF.

Conférence de Bamako (1987). Initiative de Bamako : Déclaration sur le financement des soins de santé primaires en Afrique. Bamako, Mali : OMS/UNICEF.

Union Africaine (2001). *Déclaration d'Abuja sur le VIH/SIDA, la tuberculose et autres maladies infectieuses connexes*. Abuja, Nigeria : Union Africaine. [Engagement des États africains à consacrer au moins 15% de leur budget à la santé]

Nations Unies (2015). *Objectifs de Développement Durable (ODD)*, notamment ODD 3 : "Permettre à tous de vivre en bonne santé et promouvoir le bien-être de tous à tout âge". New York : Nations Unies.

OMS (2005). Résolution WHA58.33 : Financement durable de la santé, couverture universelle et assurance maladie sociale. 58e Assemblée mondiale de la Santé. Genève : OMS.

TABLE DES MATIERES

CHAPITRE 5

Structures éditoriales du groupe L'Harmattan

L'Harmattan Italie
Via degli Artisti, 15
10124 Torino
harmattan.italia@gmail.com

L'Harmattan Hongrie
Kossuth l. u. 14-16.
1053 Budapest
harmattan@harmattan.hu

L'Harmattan Sénégal
10 VDN SICAP AMITIE 3
BP 45034 Dakar-Fann
direction@senharmattan.com

L'Harmattan Cameroun
Tsinga/Derrière polyclinique FECAFOOT
BP 11486 Yaoundé
Jacques.koukam@harmattan.fr

L'Harmattan Burkina Faso
Villa 281, secteur 23 623, rue 14.32
Ouagadougou
zagbie@outlook.fr

L'Harmattan Guinée
Almamya, rue KA 028 OKB Agency
BP 3470 Conakry
harmattanguinee@yahoo.fr

L'Harmattan RDC
185, avenue Nyangwe
Commune de Lingwala – Kinshasa
matangilamusadila@yahoo.fr

L'Harmattan Congo
219, avenue Nelson Mandela
BP 2874 Brazzaville
deunovmikhael@gmail.com

L'Harmattan Mali
Immeuble Mgr Jean Marie Cissé
Aci Hamadallaye
BP 145 Bamako
syllaka@yahoo.fr

L'Harmattan Togo
Djidjole – Maison Amela
face EPP BATOME
02 BP 20680 Lomé
didieramela11@gmail.com

L'Harmattan Côte d'Ivoire
Résidence Karl – Cité des Arts
Abidjan-Cocody
03 BP 1588 Abidjan
harmattan.ivoire@gmail.com

L'Harmattan Bénin
Rue 604, (Immeuble à l'entrée
de la rue UCAO- Cite de Saint-Jean)
Cotonou
stepcorpus@gmail.com

Nos librairies en France

Librairie internationale
16, rue des Écoles
75005 Paris
librairie.internationale@harmattan.fr
01 40 46 79 11
www.librairieharmattan.com

Librairie des savoirs
21, rue des Écoles
75005 Paris
librairie.sh@harmattan.fr
01 46 34 13 71
www.librairieharmattansh.com

www.ingramcontent.com/pod-product-compliance
Lightning Source LLC
LaVergne TN
LVHW050811061126
851857LV00012B/764
* 9 7 8 2 3 3 6 6 3 6 0 5 4 *